168间歇性断食

[加] 冯子新　　[美] 伊芙·迈耶　　[加] 梅根·拉莫斯 /著　　王敏 /译

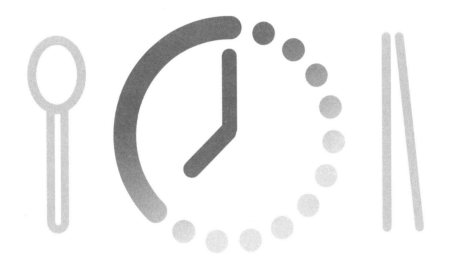

LIFE IN THE
FASTING LANE

科学技术文献出版社
SCIENTIFIC AND TECHNICAL DOCUMENTATION PRESS
·北京·

图书在版编目 (CIP) 数据

168 间歇性断食 / (加) 冯子新 (Jason Fung) , (美) 伊芙·迈耶 (Eve Mayer) , (加) 梅根·拉莫斯 (Megan Ramos) 著；王敏译 . — 北京：科学技术文献出版社，2023.3 （2023.9 重印）

书名原文：LIFE IN THE FASTING LANE

ISBN 978-7-5189-9897-5

Ⅰ . ① 1… Ⅱ . ①冯… ②伊… ③梅… ④王… Ⅲ . ①减肥—方法 Ⅳ . ① R161

中国版本图书馆 CIP 数据核字 (2022) 第 238283 号

著作权合同登记号　图号：01-2022-5168

Authorized translation from the English language edition titled Life in the Fasting Lane: How to Make Intermittent Fasting a Lifestyle—and Reap the Benefits of Weight Loss and Better Health, published by Harper Wave.

Copyright © 2020 by Fung Health Consultants Inc., Eve & Levi LLC, and Megan Ramos Nutrition Inc.

This Simplified Chinese translation published by arrangement with The Grayhawk Agency Ltd., CookeMcDermid Agency Inc., and Rick Broadhead & Associates Inc.

168 间歇性断食

策划编辑：王黛君　责任编辑：王黛君　宋嘉婧　责任校对：王瑞瑞　责任出版：张志平

出 版 者	科学技术文献出版社
地　　址	北京市复兴路 15 号　邮编 100038
编 务 部	（010）58882938，58882087（传真）
发 行 部	（010）58882868，58882870（传真）
邮 购 部	（010）58882873
官方网址	www.stdp.com.cn
发 行 者	科学技术文献出版社发行　全国各地新华书店经销
印 刷 者	艺堂印刷（天津）有限公司
版　　次	2023 年 3 月第 1 版　2023 年 9 月第 2 次印刷
开　　本	710×1000　1/16
字　　数	200 千
印　　张	16.5
书　　号	ISBN 978-7-5189-9897-5
定　　价	55.00 元

引言

伊芙·迈耶 ─────────────────────────

我从小在路易斯安那州的南部长大。在那儿,人们吃东西并不是为了活着,相反,人们活着是为了吃!假如威利·旺卡在我的家乡蒂博多开店,他会专门经营香辣小龙虾、秋葵浓汤、猪血香肠和路易斯安那炖虾,而不是棒棒糖、橡皮糖和大块硬糖。

最棒的是,我妈妈就是全宇宙最优秀的厨师之一。而且在我们成长的家庭中,家人们奉行一句格言:"让欢乐时光一直延续下去。"每当节日来临或发生什么事,我们都会和朋友、家人、邻居们一起庆祝一番,享受美食。蛋糕意味着爱,小龙虾意大利宽面意味着欢乐,撒上大量糖粉的油炸馅饼则意味着邻里友好。

在我8岁时,我妈妈经诊断患上了一种严重的慢性病,这种病在当时无药可治。此后的34年,我只能看着她为了活下去而苦苦挣扎。她访遍了全美的名医,然而,她接受的治疗、服用的药物却往往让她更加难受。感谢上苍,2016年——那时我42岁,她终于战胜了顽疾。而在此之前,我一直没法确定,我的至亲是否还能再挺过1年。为了应对这种焦虑,我采取了一些不健康的行为。我用食物来埋藏我的情绪，将它掩盖起来，将它隐藏起来，我每天大吃特吃，吃很多顿。我用大量华夫饼干、炸鸡块、卡琼*口味腊肠和我能在家里找到的任何甜食来让我的大脑放空，来逃避生活。我还自创了一套感应碳水化合物的冥想大法，但这并没有让我的内心平静下来。

我成年后一直很胖，最胖时重达 136 千克，得穿 26 码的衣服。我试过的每一个节食计划在短时间内都起作用了。但由于我经常感到饥饿，我常常中途放弃，打破我的饮食计划，结果我再次增加的体重比减掉的更多。我和很多人同病相怜，也常常觉得自己是个失败者。在医生的办公室，在游泳池里，在大码衣服店中，我感到羞愧难当。在健身房，在餐厅，在与家人团聚的时刻，我感到尴尬万分。

2018 年，我再次下决心减肥，这次我采用的是低碳、高脂的饮食。我猜想这次节食也会失败。但过了 1 个月后，我感到和以前不一样了。我不再每时每刻都觉得饥饿难耐，而以前我老是有那样的感觉。几个月过去了，我减掉了 13.6 千克左右。但随后我又在原地踏步了。我担心，我的体重又会像过去一样飞速反弹，于是我向我的朋友苏珊娜·斯洛尼姆博士求助。她建议我去买冯子新博士的《肥胖代码》。

当我打开这本书时，我正坐在飞机上。我系好了安全带，我要飞 4 小时。结果才看了几分钟，我就放不下这本书了。《肥胖代码》证实我的低碳、高脂饮食是有效的，但随后冯博士的建议却出乎我的意料。他的建议是，练习断食对那些正在苦苦减肥的人极其有益。

什么？在我的人生中，我从没有少吃过一顿饭，除非医生让我那样做！但我觉得冯博士书中所引用的那些研究言之有理，因此我想，那我就尝试一

---

* 一种在路易斯安那州很受欢迎的混合调味料，配料通常包括辣椒、大蒜、洋葱、黑胡椒、芹菜和白胡椒等。

下断食吧。这一决定改变了我的整个人生。我的体重又开始下降了，并且我觉得比以前健康多了，而且我的身体开始以我从未想象过的方式发生变化。最棒的是，那些不断涌入我的大脑的饥饿信号永远消失了！

是的，我再也不会一天到晚地感到饥饿难耐了。即便我真的感到肚子饿了，我也不会为此而受到困扰。我曾经担心，如果连续两顿饭不吃，我就会晕过去，但这样的事并没有发生。我以为断食会让我疲乏无力，让我的大脑昏昏沉沉、出现脑雾，但这样的事也没有发生。我以为不吃东西会让我的新陈代谢变得缓慢，但事实恰恰相反。我似乎脱胎换骨，完全变样了。

我开始怀疑我以前学到的那些关于如何减肥、改善健康的知识，我越想越生气。这些年来那些正确的信息都藏在哪儿了呢？为什么等经历了这么多磨难后，我才知道这些？

我和冯博士取得了联系。在我们交谈时，我知道我找到了一个才华横溢、和蔼善良的人，并且他愿意和我合作。他还介绍我认识了他的健康教育家——梅根·拉莫斯。当她向我讲述她苦苦减肥、应对其他一大堆健康问题的经历时，我觉得我找到了知己。没过 1 个月，我们就制订了一个计划。现在你手里拿着的这本书，就是这个计划的成果。

我们希望通过这本《168 间歇性断食》赋予你力量，让你能以一种全新的方式成功减肥，活得更加健康。或许，你曾在网上搜索过"断食"，和你的朋友们讨论过断食，在新闻上看到过这个词，或者听谁说过断食有多神奇，随后又听到另一个人断言，断食会让你活活饿死。关于断食的不同观点就像天上的星星一样繁多，而且很多信息错综复杂、令人无所适从，让你还没开始就想放弃。你也许以为，断食只适合那些和我一样的肥胖症患者，不是这样的。断食能帮你减掉 2 千克或 5 千克，也许更多，也许更少——取决于你的目标是什么。也许你需要一种饮食方案，并且这和减重无关。断食能让你的头脑更敏锐、能降低患癌的风险吗？当然了。你是否渴望缓解多囊卵巢综合征、2 型糖尿病、脂肪肝、心脏病等？断食能助你一臂之力。

你需要一个朋友来告诉你绝对未经歪曲的断食真相，而在这本书中，你拥有 3 个这样的朋友：一个节食战争的老兵（我）；一个首屈一指的断食研究员，她自己也曾为了健康而苦苦作战（梅根·拉莫斯）；一个具有开拓精神的医生（冯子新博士）。我们三人合力撰写了这本书，我们将把关于断食的朴实答案告诉你，而且不添加任何"糖衣"。

这本书并不仅仅提供了一个按部就班的断食计划。从本质上说，这还是一本生活方式指南书，它能帮你自己、你的厨房和你的家庭做好准备，从而让你适应全新的饮食习惯，并为你解答关于断食的一些常见的困惑，比如，节假日该怎么办，如何应对意料之外的一些副作用。我会清楚说明如何做好断食的心理准备，帮助你找到自己的断食之路，并给你提供一个计划，让你能一直保持这种全新的、更健康的状态。我会明确地告诉你，为什么你不该为体重增加而受责备，为什么这次一切都会不同。我会牵着你的手，带你走上这一令人兴奋的崭新旅程。在实现这一切后，让我们一起为你庆功。

你有疑问，而我们三人有答案。一个医生，一个实践者，一个研究员，这是一支你需要的团队。我们会鼎力相助，所以，让我们出发吧！

梅根·拉莫斯 ———————————————————

约 10 年前，我患有多囊卵巢综合征（PCOS）、非酒精性脂肪肝（NAFLD）和 2 型糖尿病，并且我还超重。现在，我没有任何疾病，还减掉了将近 40 千克。我的职业生涯对我的健康也有助益，我是一个主攻预防医学的临床研究员。我常告诉人们，断食和合理的营养能帮助他们减重并改善整体健康。

在我生命中的前 27 年，我想吃什么就吃什么，并且没有因此增加一点点的体重。我就是那个让人羡慕妒忌恨的姑娘：一手拿着碳酸饮料，一手拎着一袋薯片，穿着 0 号牛仔裤到处晃悠。在我的一本高中年鉴中，我最好的朋友这样写道："我恨你，因为你想吃多少炸鸡块和薯条就能吃多少，而且你的体重似乎还越来越轻。"虽然我那时候很瘦，但我并不健康——无论是身体还是心灵。事实上，我常常欺骗自己，以为体重就是身体健康的指示灯。但我中学时代患上的疾病证明了事实并非如此。

在我 12 岁时，被查出患上了非酒精性脂肪肝，这是一种肝脏细胞中堆积了多余脂肪的疾病。后来在 14 岁时，我发现自己又得了多囊卵巢综合征，这种疾病的特征是：卵巢中出现多个囊肿，导致不规则排卵或不排卵。我太瘦了，因此我的医生没有建议我改变饮食，并且认为这些疾病会随着我长大成人而自然消失。他们错了。随着时间的推移，我一点都没有好起来。由于我继续原来那种不健康的生活方式——大吃特吃垃圾食品，我丝毫不懂那样做会带来什么样的后果，我的身体越来越糟糕了。我有没有和伊芙一样，在用食物麻痹自己呢？很可能是的。毕竟，我亲爱的妈妈也生病了。

在我童年时代，我妈妈患上了好几种代谢和遗传疾病。那些年，她去看了一个又一个医生，忍受了无数次外科手术。我清楚地记得，我听到她在急诊室的走廊痛苦地呻吟，等待医生叫号。没人应该病成这个样子——更别说看到自己的妈妈忍受这样的痛苦。所以我当时就做出了决定，发誓长大后要做一名医生。就是这样，我立志成为一个能帮别人解除病痛的人。在我 15 岁时，我在一家私人诊所获得了一份从事医学研究的暑期兼职工作，我的同事是一些肾病专科医师，冯子新博士也在其中。在我和他们一起工作时，我遇到了不少患有 2 型糖尿病并由此引发肾功能衰竭的帅哥、美女。而我所做研究的目标，就是寻找能够提前发现患者肾脏损伤的方法。因为，如果我们能做到这一点，也许就能避免患者出现全面的肾衰竭。在我的高中和大学生涯，我一直和这些医生共事，并且我很享受这个过程中的每分每秒。但后来我终于碰壁了。我意识到，我们能否查出肾脏疾病并不重要。在大多数情况下，患者的肾病总会不断恶化。对患者来说，早期诊断会比一无所知更痛苦。我记得我当时在想，如果知道自己会怎么死去，却只能无奈地等死，这样的日子是多么可怕啊。

然而我也患有慢性病，而且我并没有为此采取任何措施。更糟糕的是，我还不断告诉自己，我对预防医学充满热情，但事实上，我正在用食物慢慢地杀死我自己：清晨 5 点，我就开始猛灌无糖汽水，而且我一整天都在吃各种甜甜的零食；我的前男友在忙前忙后的时候，我塞下了一袋袋垃圾食品。我几乎可以肯定，我就是一个食物成瘾者。我明明知道，我放在车里的那箱无糖汽水和我藏在手提包里的那袋饼干是不健康的，可我就是没法控制自己。

每个人都有心魔，我的心魔是食物，不是香烟、毒品或者酒精，所以我以为那是安全的。到处都有食物在卖，且都是合法的，而碳水化合物是医生鼓励我吃的一类食物。我父母让我在学校、在家里吃的就是这些东西。碳水化合物怎么会那么糟糕呢？而且最关键的是，我以前多么苗条，难道我做得不对吗？

的确如此。我的多囊卵巢综合征日益恶化。在我 22 岁时，我的医生告诉我，我很可能无法生育。在我一生中，我最渴望的事就是成为一个母亲，难道这个美梦永远无法成真了吗？

5 年后，我被诊断出 2 型糖尿病的那一天，是我人生中最黑暗的一天，甚至比我发现自己可能不孕的那天更加令我害怕。我记得，当我听到这个消息时，我能感觉到我的心脏在狂跳，几乎快要炸裂。我眼前的一切都变得模糊起来，我开始大口喘气。这是我第一次焦虑发作。

我才 27 岁，当我的医生把检查结果递给我时，我觉得他递给我的似乎是一张死刑判决书。我将面临什么样的生活？我会像我的那些研究对象一样在

35 岁时肾衰竭吗？我会在 40 岁时早早患上阿尔茨海默病吗？或者在 45 岁时心脏病发作，在 50 岁时患上脑卒中？

我回到家中，一下瘫倒在床上，眼泪夺眶而出。别提什么用学医帮助别人了，我甚至想要放弃行医的梦想，去做别的事情。

在我终于平静下来之后，我决定不惜一切代价，先让我的身体恢复健康。第一步是开始规律、健康的饮食。由于我是一个加拿大人，我参考了加拿大饮食指南（类似于美国农业部提供的指南）。我想，既然这是专家制定的，那么我一定百分百地遵从。我就是这样做的，一天吃三餐，正餐之间再吃几次点心。你猜猜发生了什么？我不再是一个瘦骨嶙峋的脂肪容器了，我成了一个肥硕庞大的脂肪袋子。

几个月后，急需解决问题的我想到了冯博士——当时我还在和他共事，而且我突然意识到，那一纸糖尿病诊断书，可能是我这辈子最大的福气。

冯博士一直是一个能跳出思想框架的人，他当时刚开始研究断食疗法。一天下午，我听到他在和一小群人谈话，他正在说断食如何帮助逆转 2 型糖尿病。我当时想，这怎么可能呢，这也太极端了。但我已经没什么可失去的了。事实上，我赢得了一切。

我找冯博士聊了之后，立即开始断食，并贯彻了他的饮食原则：获得均衡的营养，摄入各种低碳水化合物、含健康脂肪的食物。短短几周之内，我就意识到，我一生中所学到的关于营养的所有知识几乎全是错误的。如今，我遵照冯博士的建议已有 8 年了，我的体重下降了将近 40 千克，并保持稳定。我的糖尿病、脂肪肝和多囊卵巢综合征完全逆转了。

如今，35 岁的我非常幸福，也非常健康，并有幸能每天帮助客户们成功减肥、逆转 2 型糖尿病病情。我仍然在和冯博士共事，我们共同创办了一个名为"断食疗法"（The Fasting Method）的项目。它扎根在多伦多的网络社区，有若干断食教练加入。他们与客户一起努力，帮助客户减肥并改善慢性健康问题。还给客户们提供一对一咨询，以及一些生活方式方面的建议，而我的医生们以前从没给过我这样的建议。这是我工作中最让人满足的一环，我因此而结识了不少像詹妮弗这样的女子。

和我一样，詹妮弗体重超标，她也患有多囊卵巢综合征。这个病还让她长痤疮，并且毛发和男人一样旺盛，这是这种疾病引起激素波动而带来的副作用。她 18 岁才第一次来例假，在此之后，她几乎一年才来一次例假。几次备孕都失败后，她和丈夫决定进行 3 轮试管授精（一般情况下最多只能做 3 轮）。为了保险起见，他们还填写了收养孩子申请表。他们希望能有一个孩子，无论通过哪种方式都行。

詹妮弗接受了上百次激素注射。然而，在随后的 3 轮试管授精过程中，詹妮弗的卵泡从未成熟，所以医生无法提取她的卵子，更不用说让她的卵子受精了。谢天谢地，他们后来成功领养了一个孩子，一个名叫尼科的漂亮男婴加入了他们的家庭。

可詹妮弗仍然在担心她的健康和体重问题，因此她咨询了我们的一名断食教练，教练引导她尝试了减糖、低碳的饮食，还体验了断食的过程。詹妮弗减掉了一些体重，而且她的月经周期恢复正常了。她决定再进行第 4 轮试管授精。结果她怀孕了，她的次子奥斯卡在尼科两岁半的时候出生了。她继续保持健康的饮食习惯，3 年后她又怀孕了，有了第 3 个儿子。詹妮弗现在是 3 个孩子的妈妈，她健康、苗条，过着以前从不敢想象的幸福生活。

断食让我也有了信心：有朝一日，我也能成为一个母亲。而我也会继续这一帮助别人过上更好生活的工作。我将和冯博士、伊芙·迈耶一起为你指路。我将从研究员的视角来和你聊聊：断食如何帮助你减重，如何解决那些慢性健康问题。

冯子新博士

我是一名肾脏科医师，我曾在多伦多大学学医，并接受内科住院医生培训。随后我在加利福尼亚大学洛杉矶分校（UCLA）做研究员。在过去的20年，我每天给我的患者治疗肾脏疾病，为肾脏这一重要器官的正常运作提供支持。我帮助那些肾脏出现问题的人，包括肾结石、糖尿病、癌症、炎症和其他肾病患者，给他们开具适用的药物、推荐合适的治疗方法，给他们做该做的手术。而现在我开始治疗肥胖症，并在竭尽全力地让人们停止服用药物、躲开外科医生的手术刀，并且不要去做肾透析。说穿了，让我的同行——肾脏科医师们失业，居然成了我现在的人生使命。所以，我总感觉有点怪怪的。

为什么有这样的转变呢？那是因为10年前，我注意到了一个让人不安的现象。在以前，肾脏疾病的最常见病因是高血压，其次是2型糖尿病。然而，随着时代的发展，相应的检查和高血压药物的出现，降低了高血压引发的肾病的发病率。2型糖尿病取而代之，成为肾病的主因。新的药物和医疗技术显然没有帮到这些患者。说得更清楚一点：用药物、肾透析等种种手段治疗肾脏疾病，永远不会成功，因为这些方法并没有针对病因。很明显，导致人们患上2型糖尿病的多余体重，才是真正的罪魁祸首。因此，唯一合乎逻辑的解决方法是帮助人们减掉多余的体重。

但如何才能有效减重，并一直保持下去？人们该怎样做，才能实现他们的减重目标，并提升身体健康状况？数十年来，医学界的主流观点一直是少吃多动。但这对大多数人并不适用，而且无数的科学研究成果（我将在本书中引用它们）已经证明，降低热量摄入是无效的。每个人（我指的是每一个人，包括我自己在内）都试过这样的方法，无论他们想减掉2千克还是上百千克，都失败了。不幸的是，在医学院学习时，我对营养和体重的了解几乎是一片空白。体重有可能是关系到客户健康的最重要的决定性因素，我明白，我必须成为这方面的专家，所以我命令自己去补习这类知识。

学习新知识远远没有忘记我头脑中那些失败的范式那么困难，而且大多数我以为我懂得的或在医学院中学过的减肥知识，已被证明是完全错误的。限制热量摄入法就是一个错误案例。在医学院，我们受到的教育是：减重很简单，只要你摄入的热量比你消耗的热量少就行了。"热量摄入 – 消耗"理论，不是吗？事实是，这个方法并不会帮助你减轻体重，而这并不仅仅是我一个人的观点。限制热量摄入法的成功率大约只有1%。尽管现在的人比以往任何时候都更痴迷于计算他们摄入的热量，但肥胖症已经成为一种世界流行病。

鉴于减重对身体健康的重要性——特别是对肾脏疾病的重要性，我找寻了一番这一理论的科学依据。结果我发现，这一整套限制热量摄入的理论毫无任何科学价值。这让我大吃一惊，人体中并不存在依赖热量的生理途径；也没有任何研究证明，减少热量摄入就能减轻体重。相反，所有的研究都表明，限制热量摄入是徒劳无功的。如果说，我们早就知道这样做毫无意义，那么为何那些医学专家都在鼓吹这一失败的减肥法呢？这让我一头雾水。

我决心寻觅成功率更高的减重方法，而且我发现了一些久经考验却被人们遗忘的策略。不久之后，除了建议我的客户们少吃糖和精制谷物之外，我开始介绍他们尝试断食。这一建议带来了巨大的改变。这些客户减轻了体重，养成了健康的习惯，他们所患的不少慢性病也有所好转。

但是，说到断食，有一点很重要，它可以解决的问题远远超越了你在体重秤上看到的数字或验血结果说明的问题：由于减肥、病弱而产生的精神和情绪问题，包括成瘾、羞耻感和负罪感。解决这些问题和治疗疾病本身同等重要。

说到这儿，我意识到，在应对减肥带来的精神和情绪效应方面，我很可能并不是最佳人选。自打读高中以来，我的体重基本没怎么变。我有一条牛仔裤已经穿了30年，最近我的妻子觉得太尴尬了才把它扔了。当然了，我也会时不时地增加几千克重量，特别是在节假日后；有时我也会更轻一点，通常是在我非常忙碌的时候。所以，尽管我理解减肥要经历的痛苦和挣扎，但我从不会把这些问题和我自己联系到一块儿。

幸好，聪明伶俐、善于表达的伊芙·迈耶能够用非常人性化的方式来阐明这些问题；还有我多年的同事梅根·拉莫斯，她也非常了解肥胖症——无论从个人的角度而言，还是从专业的角度来说。我们希望能够让你明白，断食这一生活方式将如何帮助人们减重、逆转一系列慢性疾病。这就是我们撰写《168间歇性断食》的初衷。为了教，为了学，为了笑，为了哭；为了"拉帮结派"，建立互助社区；为了打破神话，洗去污名；最重要的是，我们合力撰写本书，是为了帮助你了解我们所有人都想驯服的一头野兽——肥胖。

2

PART

准备断食

4 PART

让你的断食无后顾之忧

断食、食物与激素
Fasting, Food, and Hormones

断食的科学
The Science of Fasting

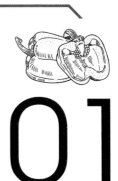

01

伊芙·迈耶 ————————————————————

"科学"这个词让我紧张，向来都是如此。即便在我读高中时也是这样：尽管我无须付出多少努力，在其他科目就能获得清一色的 A 和 B，但成绩单上高等化学的一个 D 却让我忧心忡忡。

这种对基础科学的恐惧感和无力感似乎在我肥胖了 24 年这件事上推波助澜。但是，如今我不再肥胖臃肿了，科学再也吓不倒我了。我突然成了科学家吗？当然不是了！有时我仍然搞不懂那些最简单的术语。但我已经今非昔比了，并且我心中有数，我能减掉那么多体重、变得更加健康的一个原因是：我开始好奇了，我想知道我的身体正在发生什么。

我将用非常简单明了的方式和你聊聊断食的科学。我多么希望别人曾经简单明了地和我聊过这些。冯博士和梅根则会更深入、更详细地阐述摄入食物后人体如何运转，但请允许我也来说说我的亲身经历，以及学习新陈代谢、消化和激素等知识如何改变了我的人生。

在过去的很多年，我一直很肥，这不是我想要的。我还深受前驱糖尿病、不孕症、过敏问题、鼻窦感染、关节疼痛、支气管炎和肺炎之扰。为了解决这些麻烦，我找了一个又一个医生。由于我是个行动派，他们说的方法我都一一照做。我减少热量的摄入，努力锻炼身体，按时服药，积极参与心理治疗，吃了更多的蔬菜和水果。为了加快新陈代谢，我尝试着少吃多餐。我做了两次胃束带手术。后来，我又做了胃袖状切除术，永久性地缩小了我的胃容量。这些行为的效果参差不齐，但在大多数时候，我的体重只是暂时下降，没过多久又会反弹回去。自始至终，我一直没有找到问题的根源。

我一度以为，我的身体好不了了。但后来我尝试了一种新的方法。

2008 年初，我开始戒糖，并且大大减少碳水化合物的摄入。一件令人震惊的事发生了，我再也不会一天到晚地感到饥饿了。这一巨大的变化让我喜出望外。突然间，我很想知道原因何在，为什么这种新方法能奏效。在我读《肥胖代码》时，我的脑海中灵光一现，我意识到：

> 身体肥胖是我体内的激素出了问题。我吃什么、什么时候吃，都会影响这些激素。因此，如果我改变这两点，我就能减重。

医生告诉我，我是前驱糖尿病患者，我的胰岛素出现了问题，但他们从没有向我解释明白那究竟意味着什么。为什么胰岛素很重要？胰岛素在人体内起什么作用？什么是胰岛素抵抗？如果胰岛素增多是个问题，那么为何糖尿病患者需要补充更多的胰岛素？为什么我要服用二甲双胍（一种治疗糖尿病的药物）？这种药除了能帮助我避免从前驱糖尿病发展成糖尿病还有什么影响？

冯博士的方法让我明白了一切。现在我知道了，我的身体要么专注于储存能量，要么专注于燃烧能量，但不会同时专注于两者。如果我经常吃东西，我的身体就会忙着以脂肪的形式储藏能量。如果我不那么经常吃东西，我的身体就有更多的时间去燃烧能量和脂肪。断食让我的身体能专心致志地消耗能量，而不是储存能量。以前累积下的多余的脂肪就是储存在我体内的能量，我的代谢系统和消化系统完全能将那些脂肪作为能量使用——但只有在我一段时间内不吃东西给它们创造机会的时候才行。

基于我自己的感受，我相信这一科学。我的健康问题解决了。我不再是前驱糖尿病患者，我很少生病，也不再每天服药，我的感觉好极了。以前我经常吃东西的时候，我感到饥肠辘辘、筋疲力尽、情绪低落，这是因为我的激素在作怪，而不是因为我吃得不够。断食就像美美地睡了一晚。人们睡觉，是为了让身心得到休息。在夜间，身体能专注于补充和修复，而不是专注于人们清醒时它不得不做的无数事情。睡眠也能让人的大脑加工白天发生的一切事情，并根据这些信息弄清该怎么办。睡眠是一段高效的让身体恢复活力的时间，断食也是。

如果你对断食的科学充满兴趣，但同时也和我以前一样有点不知所措，那么试着放轻松，对自己好一点。无论你想减几千克还是几十千克，或者你只想让身体更健康，断食的学问都值得你去探索。你能获得的最佳的科学依据，就是亲自去尝试它，并用心感受你的身体所发生的变化。

冯子新博士

将断食纳入你生活中的理由太多了。从纯医学的角度来看，许多疾病在一定程度上都是身体脂肪过多引起的。过度肥胖增加了罹患心脏病、脑卒中和癌症的风险。体重减轻能让高密度脂蛋白（HDL）或"有益"胆固醇的水平上升，并让甘油三酯的水平下降，这有助于降低罹患这些疾病的风险。超重还会让你的血压升高，引发或加重关节炎，扰乱你的睡眠，导致背部疼痛，引发肝脏疾病，等等。与体脂升高密切相关的 2 型糖尿病，也是导致失明、肾脏疾病、非创伤性截肢、各种感染的元凶。作为一名肾脏科医生，我见过一些 40 多岁的 2 型糖尿病患者，他们出现了肾衰竭，需要做肾透析。透析是一种维持生命的治疗，在他们的余生中，他们得一直忍受这种治疗。我见过一些患有 2 型糖尿病的患者出现腿部血液循环不良，需要截肢。我亲眼看到的由于 2 型糖尿病而失去视力的患者数都数不过来。没错，对于这些患者来说，减轻体重将大大改善他们的健康，帮助他们避免这些疾病和相关副作用。这些病征会降低他们的生活质量，甚至很不幸地结束他们的生命。

但是，正如引言中梅根谈到的那样，如果根据身体质量指数（BMI）来判断的话很多人并没有超重，但从新陈代谢的角度来说，他们却是不健康的；也有人根据 BMI 来判断的确超重了，但他们的新陈代谢是健康的。因此，体重并不是全部，而断食已被证明能帮助降低很多代谢综合征（包括 2 型糖尿病）的发病率。

我知道这听上去有点让人茫然，或者说结果好得让人难以置信。少吃几餐，甚至一天只吃一顿，怎么能给你的健康带来如此显著的差异呢？我们的客户娜塔莎就是一个活生生的例子，让我们来看看断食的生活方式是多么有益健康。

2012 年初，娜塔莎被诊断为 2 型糖尿病患者。虽然她努力改变饮食、锻炼身体、服用二甲双胍，但这些几乎都没什么用。她是个小个子，身高 1.52 米的她体重也不轻。二甲双胍让她受够了罪，即便只摄入极少量的碳水化合物，她的血糖也会飙升。

娜塔莎试过断食，她喜欢那种感觉，但她不敢尝试时长超过一天的断食。她的断食教练缓解了她对深度断食的恐惧。现在，娜塔莎每个星期断食 2～3 次，每次坚持 42 小时不进食。现在，她的血糖水平介于正常和糖尿病前期的范围，她瘦得能穿下 s 码的衣服了。她整个人的状态看上去好极了。她自己的感觉也好极了。最棒的是，她恢复了健康。断食改变了她的生活。

我知道，你们有的人一想到要断食几小时，就害怕得要命。哪怕只让你们考虑一下戒掉零食，也会让你们焦躁不安。可是，如果你和娜塔莎一样，那么在阻碍你的可能只有你内心的恐惧。或者，是因为你还不明白断食背后的科学——为何断食能奏效，断食能给你带来什么好处。知识就是力量，所以请允许我来说说：你吃下去的食物将如何影响你的身体；为何食物会引发激素波动，从而导致体重增加和慢性疾病；而断食将如何帮上忙。

消化，激素，食物怎样作为能量储存

从食物进入你的嘴巴那一刻起，你的身体就开始了将食物变成细胞能量的繁重工作。然而，这一路上未必总是一帆风顺的。如果你吃错东西或吃得太多，你的身体可能就会出问题。

人体的内分泌系统包括一个庞大的腺体网，它们将激素释放到血液中以调节人体的各种功能，包括睡眠、新陈代谢（将食物转化为细胞发挥功能所需的能量）、生殖、性驱力、情绪、饥饿感等。胰腺是一个约15厘米长的狭长器官，位于胃的后面，同时属于内分泌系统和消化系统，当我们进食时，胰腺负责分泌胰岛素激素。胰岛素向人体其他部位发出信号：现在人体获得了可被加工成能量的食物，而这些食物能量需要被储存起来以供将来使用。

人体以两种不同的方式储存食物能量——糖和脂肪。糖可以快速提供能量；而脂肪会被储存起来，当我们的身体没有现成的血糖时，就可以使用脂肪。我们先来说说糖，也称为"葡萄糖"。断食的一大益处是可以稳定血糖。

让血糖飙升的一个最简单的办法，就是摄入碳水化合物。从化学的角度来说，碳水化合物就是糖链。当我们摄入碳水化合物时，一部分糖会被肾脏、肝脏、大脑等的细胞消耗掉。如果还有剩下的糖，它们会以糖原的形式储存在肝脏中。糖原是另一种糖链，我们会在之后的内容中说到糖原。

人体储存能量的另一种方式是脂肪。当我们摄入膳食脂肪（在各种动物性或植物性食物中都能找到，如薯片、红肉、牛奶）时，这些单个的脂肪分子（称为"甘油三酯"）就会直接被吸收到血液中，并交付给脂肪细胞。如果我们摄入了太多的葡萄糖，超过了人体能将它以糖原的形式储存在肝脏中的限度，肝脏就会将过剩的葡萄糖转化成甘油三酯。随后这些甘油三酯将供养脂肪细胞。

糖原和脂肪这两个能量储存体系是互补的。糖原使用方便，易于肝脏处理加工，但肝脏储存糖原的空间是有限的。脂肪更难获得，肝脏分解脂肪更加困难，但优点是其存储空间不受限制（相信任何一个担心肚子上有游泳圈的人，对这点都有深刻体会！）。我们不妨把糖原想象成一台冰箱，你可以随时取出或放入食物，不费吹灰之力，但冰箱的搁架只有这么多。而脂肪就像地下室的冷柜，它更难靠近，更难取用其中的"食物"（因为里面是冷冻的），但它很庞大，似乎永远都放不满。

胰岛素和糖尿病的形成

我在前面说过，胰岛素是一种激素，它会向你的身体发出信号：何时该把食物转化成能量。但它还有别的工作，胰岛素也会调节人体的血糖水平，确保血糖不会突然飙升或骤降。胰岛素通过帮助人体从血液中提取葡萄糖，并将葡萄糖以糖原的形式储存在肝脏中（或以脂肪的形式储存在人体内），来调节血糖。由于人体需要脂肪来保护、保暖，并在饥饿时提供能量，胰岛素也会防止我们使用太多脂肪并将其作为能量来源。

如果你的胰岛素水平较高，你的身体会将食物能量储存起来，放在"冰箱"和"冷柜"中。所以，当你的胰腺超速运转、分泌出过多的胰岛素时，问题就出现了。这是怎么一回事呢？所有的食物中都含有各种宏量营养素（蛋白质、脂肪和碳水化合物），这些食物都能在一定程度上刺激胰岛素的分泌，但某些食物比其他食物更容易刺激胰岛素的分泌。在这方面，表现最糟糕的是精制碳水化合物，如白面包、含糖饮料、蛋糕和曲奇饼干等。

如果我们常吃那些富含糖或碳水化合物的食物，比如，按照典型的西方饮食习惯，人们一天常常吃上 6 或 7 次高碳水化合物的餐食或零食，那么人体的胰岛素水平就会飙升。高水平的胰岛素会告诉人体继续储存食物能量，导致我们无法燃烧储存的脂肪。这就相当于我们一边继续往冰箱里补充食物，一边却纳闷不已，为什么地下室冷柜的接缝处裂开了？

最后，当你体内的胰岛素泛滥成灾的时候，负责分泌胰岛素的胰腺细胞再也无法对食物刺激做出回应，你的血糖水平就会一直处于高位。如果它一直保持高位，那么现在你已经是全球 5 亿名 2 型糖尿病患者中的一员了。

检测和治疗糖尿病

如果你得了糖尿病，你的症状可能包括：口渴、疲乏、视力模糊、饥饿（尽管你吃的比以往更多）、尿频、手足出现疼痛或麻木感、擦伤或割伤的伤口愈合缓慢。你也可能没出现任何症状，很多人在验血后才发现自己有患糖尿病的风险或已经得了糖尿病。

医生们能通过好几种检测方法来判断一个人是否患有糖尿病，但在这儿，我想说说其中的两种，因为我的患者们经常做这两种测试。很多患者发现，在他们试着断食之后，测试结果有了明显的改善。

第一种是 A1C 检测。这一简单的血液检测衡量的是血红蛋白糖化的百分比。血红蛋白是红细胞中一种携带氧气的蛋白质。A1C 检测的是 2 ~ 3 个月的平均血糖水平，所以一顿高碳水化合物的餐食未必会左右检测结果。正常人的 A1C 水平较低，为 4% ~ 5.6%。如果你的 A1C 水平介于 5.7% ~ 6.4%，说明你有罹患糖尿病的风险；如果超过 6.5%，那么你就患上了 2 型糖尿病。

第二种测试称为空腹血糖测试（FPG）。它测量的是某一时间点的血糖水平，这一测试需要在你禁食 8 小时后进行，一般在早上测量。测量结果超过 126 mg/dL 说明你得了糖尿病，100 ~ 125 mg/dL 说明你是糖尿病前期，在

100 mg/dL 以下是正常的。

如果你的检测结果处于糖尿病前期的范围内，你需要调整你吃下去的食物，或者考虑服用我下面提到的一些药物。但记住，不要把你的注意力都放在糖尿病上，中位的 A1C 或空腹血糖水平也意味着你有罹患心脏病、脑卒中、认知障碍或胰岛素抵抗（一种人体对胰岛素反应欠佳并导致血糖升高的疾病）的风险。

除了减轻体重、锻炼身体、饮食调整（通常调整为低糖低碳的饮食）之外，糖尿病最常见的疗法是处方药治疗。二甲双胍是糖尿病的入门级药物，它通过限制肝脏将糖原转化成葡萄糖的量，并帮助人体更有效地使用胰岛素而发挥作用。其他的药物（包括磺脲类药物在内）则是通过帮助人体产生更多的胰岛素或促使人体对胰岛素更敏感，将葡萄糖排泄到尿液中，或减慢消化速度来起作用。一般来说，治疗糖尿病的最后一招就是皮下注射胰岛素。

然而，断食疗法并没有得到医学界的推荐，这真令人沮丧——至少可以这么说。为什么？断食有助于控制胰岛素，其效果比任何药物或饮食调整都好。从本质上说，2 型糖尿病是一种摄入过多糖和分泌过多胰岛素引起的疾病。什么能降糖、降胰岛素？是断食。一旦胰岛素得到了控制，你的血糖就得到了控制，你的体重就会稳定或下降，你罹患各种慢性病的风险就会降低。

断食起什么作用

如果让我用一句话来概括断食，我会这么说：断食能调节你的激素。断食并非只是节食，它能调整人体的内部控制，使人体消耗适度的能量，从而让你好好活着。

当我们不吃东西（断食）时，胰岛素水平就会下降，这在向我们的身体发出信号：没有更多的食物了。为了生存下去，人体细胞会利用储存的能量，去使用糖原形式的能量，如果糖原被完全消耗掉了，就会使用脂肪。这就是为什么我们不会在每天晚上睡觉的时候饿死，我们可以几小时、几天甚至更长时间不吃东西而生存下去。人体拥有神奇的储存食物能量，然后在"冰箱"或者"冷柜"中找到它并消耗它的能力。

因此，最符合逻辑的保持血糖水平稳定、使人体能继续使用能量储备的方式就是断食。我们通过不吃东西让胰岛素水平下降，从而告诉我们的身体：没有食物了，是时候去吃一些冰箱（糖原）或冷柜（体脂）中的食物了。减肥和预防 2 型糖尿病、多种慢性病（我将在下一章对此进行概述）就是要去纠正导致肥胖的潜在的激素失衡，而激素失衡就是胰岛素水平保持高位的时间太长。

断食与新陈代谢

那么新陈代谢呢？断食难道不会破坏新陈代谢吗？很多人都听到过这样的说法吧。那么什么是新陈代谢？我们的新陈代谢率或者说基础代谢率（BMR）是我们在休息时为保持身体活力所需的能量值。BMR 衡量的是我们的身体维持大脑活动、血液循环和消化等基本功能正常运转所需的能量。如果你的新陈代谢率较高，你的身体就能更有效地消耗能量，那么一般而言，你的体重就不会迅速飙升。如果你的新陈代谢率较低，减重就会更加困难。

我们的 BMR 并不是固定不变的。BMR 会上升或下降 30% ～ 40%，这具体取决于饮食、活动水平、年龄、体温和其他因素。但是，从饮食的角度来说，胰岛素是 BMR 的最关键的决定性因素。

人体只能保持以下两种状态中的一种：进食后的"吃饱"状态、没有进食的"断食"状态。在"吃饱"状态下，胰岛素水平处于高位，人体会以糖或脂肪的形式储存食物能量。在"断食"状态下，胰岛素水平处于低位，人体会消耗储存的食物能量。因此，我们不是在储存热量就是在消耗热量，但这两者不会同时进行。

如果我们提高了胰岛素水平（通过进食刺激胰岛素）并使其持续保持高位（通过频繁地进食，比如一天吃 6 ～ 7 次餐食或点心，而不是一天三顿），那么人体肯定一直保持在"吃饱"状态。这样人体就会储存热量，因为我们的身体收到了指示。如果所有的热量都被储藏起来，那么可消耗的热量就变少了，因此人体不得不减缓能量消耗的速度或降低 BMR。

假设我们每天摄入热量 2000 大卡，每天消耗 2000 大卡，那么我们的体脂既没增加，也没减少。现在我们像很多健康专家建议的那样，每天吃 6 ～ 7 次高碳低脂的食物，将我们摄入的热量减少到 1500 大卡，那么我们的胰岛素水平保持高位，但摄入的热量却下降了。此时，因为我们处于"吃饱"状态，胰岛素水平处于高位，人体也无法消耗储存的体脂。我们只摄入了 1500 大卡的热量，但却无法通过燃烧脂肪来补上热量缺口，因为胰岛素会阻止我们燃烧脂肪，于是我们进入了"脂肪囤积"模式。这就是低脂饮食那肮脏的小秘密。在一开始，我们的体重似乎减轻了，但随着 BMR 的下降，我们的体重开始趋向平稳，最后出现了反弹。

那么在断食期间会发生什么呢？一项关于连续多日断食——整整 4 天不吃任何东西——的研究表明，BMR 增加了 10%。是的，在你不吃东西的时候，你的新陈代谢率反而提高了。为何？我们知道，断食会导致胰岛素下降，但它也会让反调节激素的水平上升。反调节激素之所以被这样命名，是因为这些激素与胰岛素背道而驰。如果胰岛素减少，这些激素就会增加；如果胰岛素增加，这些激素就会减少。反调节激素包括去甲肾上腺素（负责刺激肌肉收缩和提高心率）、人类生长激素（HGH，负责刺激细胞生长和再生）和皮质醇（即所谓的压力激素，负责激发人的动机和行为）。如果去甲肾上腺素上升，那么新陈代谢率有望随之上升。

BMR 提高很可能是一种生存反应。假设你是一个原始人，眼下是冬季，外面没有任何食物。如果你的新陈代谢率降低了，那就意味着你一天不吃东西，你就更加虚弱一分，这样你就更难找到并捕获食物了。这是一个可怕的死亡旋涡：既然你越来越虚弱，你就不太可能找到吃的；既然你无法找到吃的，你就会越来越虚弱。如果你的身体出现了这种情况，你就没法活下去了。然而人类的身体并没有这么愚蠢。

遇上这样的情况，你的身体会改变燃料源。你不会依赖食物，而会去消耗身体储存的能量（脂肪）。你的身体不会停工，它会通过增加去甲肾上腺素、皮质醇和其他反调节激素的分泌，把自己调动起来。你会通过使用另外一种燃料源来给自己"充电"。你的注意力提高了，精力更集中了，因此你的BMR会在断食时提高。如果你能在体重减轻时保持原来的BMR，而不是每天少消耗500大卡的热量，那就是一个巨大的优势。

因此，"热量摄入 – 消耗"这一能量平衡方程的关键，不是我们摄入了多少热量、我们做了多少运动，和这些几乎毫无关系。控制饥饿感和保持基本代谢率才是关键。为了做到这两者，我们必须吃能增加饱腹感激素分泌的食物，并让胰岛素这种负责储存脂肪的激素保持低位。断食带来激素的改变，而后者正是成功减肥、保持战果不可或缺的。饥饿感有所缓和，而BMR却不会下降。你知道吗？断食法已被人类采用了成千上万年，而在这漫长的岁月里，肥胖不过是人类疾病"万神殿"中的小小一隅。

梅根·拉莫斯

回想这些年来遇到的客户，我甚至无法计算断食究竟帮了多少人，缓解了多少种病痛，帮助的糖尿病和肥胖症患者就更不用说了。但除此之外，我还想起了一个名叫玛尔塔的女子，她备受痤疮、多囊卵巢综合征、关节疼痛、哮喘、过敏、胆囊疾病、不宁腿综合征、情绪波动、反应性低血糖症、疲乏、胃灼热、桥本氏甲状腺炎、睡眠呼吸暂停低通气综合征的折磨。此外，她还过度肥胖，并不幸被诊断为 2 型糖尿病患者。在玛尔塔亲自见证断食的功效之前，她并不知道她所有的健康问题可能都是彼此相关的，她也不知道断食能够治好它们。而断食的确治好了她的疾病。

但是那些更严重的疾病呢，比如癌症或阿尔茨海默病？如果玛尔塔继续不健康的生活方式，未来她也可能会得这些病。现在已有值得信赖并令人信服的科学研究表明，断食背后的科学并不会仅限于肥胖症、糖尿病和血压调节。断食是一种能预防多种慢性病的生活方式，而从表面来看，这些疾病似乎和我们塞入嘴巴中的食物没什么关系。断食能给我们的大脑、情绪带来莫大的益处，能降低我们罹患癌症的风险，它还有许多其他的益处。

断食与你的大脑

大脑是一个了不起的、错综复杂的、复原力强的器官。断食不会给它带来负面的影响。因此，如果你担心断食会让你变得迟钝、愚笨或糊里糊涂，那你可以打消顾虑了。

断食也许还能帮助你的大脑。我用"也许"这个词是因为目前还缺乏有关断食如何影响大脑功能的权威研究成果。然而，有一项研究分别测量了断食 24 小时后和断食 2 天后人类的大脑活动情况，研究结果表明，人类的反应时间、记忆、情绪和大脑常见功能并没有因为断食而受到损害。另一项强制实验室大鼠断食的研究发现，这些哺乳动物在运动协调、认知、学习和记忆方面的分数提高了，而且它们在大脑连通性、新神经元增长方面的分数也有所提高。我知道老鼠不是人类，但这些研究成果和我的不少客户自述的情况是吻合的，他们都觉得断食后他们的大脑更敏锐了。

进化学也给我们提供了一些关于断食如何有益于人脑的线索。在热量获取严重受限的岁月中，为了生存，许多哺乳动物的身体器官都缩小了，但有两个器官例外：大脑和雄性的睾丸。显然，睾丸保持原来的尺寸，是为了让一个物种的雄性生物能继续交配，可是大脑呢？想象一下，如果你在挨饿，你会产生什么样的感觉？你一定希望自己更敏锐、更专注，这样你才能搜寻食物，对吗？大多数哺乳动物也是这样的。相反，当我们吃得太饱的时候，我们就会出现"脑雾"，这种迷迷糊糊、昏昏欲睡的状态常被称为"食物昏迷"。想象一下在一顿感恩节大餐后，你是什么样的感觉：昏昏沉沉，迟钝麻木，只想睡上一会儿。

我看到的最鼓舞人心的研究，是一些以动物为实验对象的研究，这些研究表明：那些正在断食的大鼠表现出的阿尔茨海默病、亨廷顿病和帕金森病的症状较少。断食会诱发细胞自噬，即一个清除衰老或受损的细胞部分的细胞代谢过程。而且，在这些研究中，断食大鼠的蛋白积累出现了下降，而蛋白积累正是阿尔茨海默病的一个特征。想象一下，如果断食能够防止、治疗，甚至逆转这些令人心碎的退行性神经疾病，那该有多棒？无数生命将得到拯救，人们遭受的痛苦将大大减轻，还能省下高达数百亿的医疗保健费用。

断食与癌症

癌症是全球第二大死亡原因，全世界每年约有 1000 万人死于癌症。每 6 个人中就有 1 个死于癌症。很多癌症是遗传因素在作祟，或是患者无意中接触的毒素、病毒导致的，或是其他某些未知的原因引起的。就绝大多数情况而言，这些不幸是很难避免的。但一些极有前景的研究表明，一些从前人们以为不可避免的癌症，也许可以通过断食加以预防——至少在一定程度上。

和 2 型糖尿病、肥胖症一样，这些研究成果的一个关键因素就是胰岛素。从人体组织中提取的乳腺癌细胞，很容易在实验室中培养。如果在培养皿中加入葡萄糖、上皮生长因子（EGF）和胰岛素，这些癌细胞就会飞快繁殖；如果不加入胰岛素，它们就会死亡。让我重复一遍：乳腺癌细胞会在胰岛素水平处于高位时迅速繁殖，在没有胰岛素时死亡。那么怎么做能让胰岛素水平下降呢？断食。

　　第二个与癌症逆转相关的因素是肥胖。2003 年，美国癌症协会（American Cancer Society）发布了一项研究结果。从 1982 年到 1998 年，研究人员对 90 万美国人进行了研究，每隔几年就会对他们进行一次跟踪调查，目的是查明哪些人去世了、是怎么去世的，并将他们不同时段的身体质量指数（BMI）纳入考虑。在研究刚开始时，所有受试者都没得癌症。而 16 年后，其中死于癌症的人刚过 5.7 万。令人震惊的是，在 BMI 超过 40 的受试者中，男性和女性的患癌死亡率分别高达 52% 和 62%。BMI 和食道癌、结肠癌、直肠癌、肝癌、胆囊癌、胰腺癌、肾癌、非霍奇金淋巴瘤、多发性骨髓瘤、乳腺癌、胃癌、前列腺癌、宫颈癌、子宫癌和卵巢癌引起的死亡呈正相关。研究人员得出结论，超重或肥胖患者占男性癌症死亡人数的 14%，占女性癌症死亡人数的 20%。事实是明摆着的：肥胖是癌症的一大风险因素。怎么做能帮助你减轻体重？断食。

　　最后，细胞自噬也许能减缓癌细胞生长的速度或阻止癌症出现。这一发现让科学家们大感震惊，他们之前以为，细胞自噬会促进肿瘤生长。2019 年发表在《自然》杂志上的一项研究得出的结论是：在杀死某些与癌症相关的细胞方面，细胞自噬起到了关键的作用。在细胞自噬停止时，这些有害的细胞会继续再生，给肿瘤生长提供燃料。怎么做能引发细胞自噬？答案仍然是断食。

断食与代谢综合征

　　代谢综合征也称为 X 综合征，会引发一系列健康问题。只要有以下 5 种症状中的 3 种，即可诊断为代谢综合征：腹部肥胖（按腰围衡量）、高血糖（2 型糖尿病）、高血脂、高密度脂蛋白含量低、高血压。

　　这些症状的共同点是它们都和胰岛素过量有关。如果胰岛素水平长期过高，人体就会储存超过身体所需的脂肪量。细胞中负载的葡萄糖将会过量，它们开始抗拒胰岛素。血液中的葡萄糖无法再进入细胞，血糖水平上升了。这就是人们熟知的 2 型糖尿病。当肝脏中负载的葡萄糖过量时，多余的糖就会以脂肪的形式储存起来，脂肪肝就随之出现了。肝脏试图卸下所有这些多余的脂肪，于是将这些葡萄糖输出到血液中，导致血液中甘油三酯的水平上升，高密度脂蛋白的水平下降。简而言之，过量的胰岛素引发了一系列问题，就像一个接一个倒塌的多米诺骨牌。

代谢综合征是一种胰岛素过多引起的疾病，因此降低胰岛素水平是治病的关键。精制碳水化合物是导致胰岛素激增的罪魁祸首，因此选择低碳低糖的饮食会是一个不错的开始。由于所有食物中都含有蛋白质、碳水化合物和脂肪，即便你只食用那些健康的食物，也会在一定程度上导致胰岛素水平上升。这就是断食为何对治疗代谢综合征如此有效的原因：当你克制饮食时，你的胰岛素水平将会降低并一直保持低位。

显然，断食有助于稳定血糖。但保持稳定的血糖水平只是断食生活方式的诸多好处之一。我们很快就会看到，断食还会为你的身心创造更多的奇迹。

断食让你健康，
更让你快乐
Beyond Science

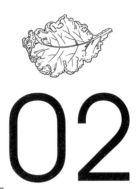

02

梅根·拉莫斯 ——————————————

如果你不肥胖，没生病，不是个药罐子，也不觉得疲惫（这些问题都可以通过断食缓和并逆转），你将更加快乐幸福。这个假设是很符合逻辑的。这些年来，我见过的无数患者都是这样的。当他们的体重开始减轻、服用的药物开始变少、忍受的痛苦症状开始变少时，他们的情绪就变好了，再也不感到沮丧抑郁了。他们也不再像从前那样老是和配偶吵架了。他们开始去做一些自己喜欢的事情。

哪怕你只想减掉2千克、5千克或10千克，或者你的健康问题并不大，断食仍然能够改变你的生活。说到这儿，我想到了我的一个客户，他叫保罗，67岁。在一开始，保罗尝试断食是为了支持他的妻子。她极其肥胖，并且刚被诊断为临界2型糖尿病。保罗和妻子不一样，他并没有身体差的烦恼。他认为，自己多出来的9千克肉，是岁月变迁的自然产物。但出于对妻子的挚爱，保罗戒了零食，并且每周都会少吃几餐。数月之后，他多出来的体重全部消失了。不仅如此，他感觉棒极了——身心都是。

断食能够帮助稳定情绪，这并不是什么传说。2016 年发表在《营养学前沿》(*Frontiers in Nutrition*) 杂志上的一份研究，测试了 18 小时断食对 52 个平均年龄为 25 岁的女性的功效。研究试图找出这些女性在情绪、易怒性、成就感、获得感、自尊心和控制力方面的变化。研究结论是：在断食 18 小时后，虽然这些女性感觉自己比断食前更易怒，但总的来说，她们的获得感、成就感和自尊心都显著增强了。

这些研究发现和我多年来的临床观察结果是一致的。一些刚开始尝试断食的人会感到焦虑。这可以归咎于断食期间人体分泌的一种激素——去甲肾上腺素。它会让你的血压上升，让你的心脏跳动得更快，让你的神经系统更加敏锐。这些效应叠加就会让人产生焦虑感。通常情况下，在人体适应了去甲肾上腺素增多这一新情况后，这种焦虑感就会消失，适应时间通常不会超过 2 周。

然而，据我的大多数女性客户（各个年龄段都有）自述，在进行短时间断食（每周 3 次，每次 42 小时或更短时间的间歇性断食）后，她们不会感到烦躁易怒。相反，我注意到，她们只有在进行了 5 天或更长时间的深度断食后，才会变得情绪化或烦躁易怒，而且只有在她们刚接触断食时才会这样。这些女性会变得情绪化，是因为在深度断食期间，她们的腹部脂肪开始大量减少。多余的脂肪细胞产生了多余的雌激素，而失去这些细胞，导致先前储存的雌激素释放到了血液中。因此，她们体内的激素水平在短时间中飙升，影响了她们的情绪。

我发现，那些减掉了大量水分（组织和体腔中积累的液体，常会导致腹胀）的人，是最有可能会报告自己情绪波动和烦躁易怒的人。我们认为，这是因为水分减少引起了电解质流失。然而这只是一个短期问题，当你的身体不再甩掉多余的水分时，你的情绪就会稳定下来。

冯子新博士

　　超重不仅仅影响你的身体健康，也会影响你的心理健康和情绪健康。虽然我坚信，无论我们自己或别人的体重是多少，我们都应该接受自己、接受别人。作为一种文化，我们需要悦纳彼此，为此我们还有很长的路要走。然而事实上，对于体重的错误态度，几乎渗透到了整个社会的方方面面。

　　这些看法带来了不知不觉的偏见，导致了铺天盖地的歧视。很多人会下意识地做出判断：超重的人一定懒惰、贪吃、缺乏意志力。这就是"热量摄入－消耗"思维模式的直接后果，而"热量摄入－消耗"正是大多数健康专业人士和研究人员所支持的那一套。在那些笃信错误的"热量平衡方程"的人的想象中，减重只是一个简单的方程式，人人都掌握了减重的知识，也都有能力去减轻自己的体重，只要他们愿意去做就行了，只要他们消耗的热量比他们摄入体内的热量更多就行了。因此，如果你的体重在增加，那是因为你缺乏从沙发上起身、放下杯盘碗盏或者活动身体的意志力，你有性格缺陷。而下面这一事实好像并不重要：那些尝试通过限制饮食热量来实现长期减肥的人，99% 都失败了。每一项关于"少吃多动"方法的研究都失败了——是每一项，但这好像也无关紧要。

　　在我看来，那些相信限制热量摄入减肥法的人受到了误导。在美国成年人中，有 70% 的人超重或肥胖，但问题并不在他们身上，而在我们接收到的饮食建议上。真的，美国农业部的消费数据表明，自从 1977 年美国膳食指南推出后，美国人完全遵照这些指示。美国人消耗的肉类和奶制品减少了，并用植物油代替了动物脂肪。他们吃了更多的谷物、水果和蔬菜。结果怎么样呢？一波"肥胖海啸"汹涌来袭，其规模是全世界从未见过的。

　　然而，由于"肥胖是个人缺陷"这一普遍观点，研究不断发现，在工作场合，肥胖的人相对而言更不受下属、同事和上司的欢迎。人们会认为他们难以相处、情绪不稳定、懒惰懈怠、缺乏自律。我总觉得这太奇怪了。大多数人为了减重可以说简直是不遗余力，因此，对于大多数我接触到的超重者来说，"缺乏自律"是最不准确的描述了。通常来说，人们对女性的评判比对男性更严厉。足足有 60% 的超重女性认为她们受到了体重歧视，而男性中只有 40% 的人会这么想。

大多数"热量摄入－消耗"支持者的问题在于，他们把人体看得太简单了。他们认为，肥胖是一个很简单的问题，其实肥胖问题要复杂得多。让我们从这个方程式的"热量摄入"部分说起。大多数营养学"专家"说，这取决于你吃下去的食物，这的确说得没错。但这是一种过于简单化的思维。什么力量在促使你将食物放入嘴中？答案可以有很多个：饥饿、情绪、压力、药物。你必须从根源入手，治本而非治标。

那么"热量消耗"这一部分呢？大多数营养学"专家"认为，这取决于运动，或者说，你一天中走了多少路。要知道，在你一天消耗的总热量中，运动只占很小一部分。绝大多数热量用于新陈代谢，以及为你的大脑、心脏、肺、肾脏、肝脏、其他组织和系统提供能量。

是什么让肥胖症患者的"热量摄入"大于"热量消耗"，从而造成了脂肪堆积？很多人会说："这取决于他吃了多少食物，做了多少运动。"对人类生理学了解更深入的人则会认为，饥饿和新陈代谢才是问题所在。没错，你可以决定自己想吃什么，但你无法选择让自己别那么饿。没错，你可以下决心去锻炼身体，但你无法解决你的肝脏将使用更多能量的问题。所以，如果你无法有意识地做出和饥饿以及新陈代谢（这两者才是体重增长的根本因素）相关的决定，那么肥胖就不是你个人的失败。这不是意志力的崩溃，这是知识没有到位。

让我们再回到体重偏见的问题。体重对收入潜力的影响是惊人的，体重严重影响着薪水水平。但其效果对男性和女性是不一样的。对女性而言，你越苗条，你就赚得越多，哪怕是比平均体重轻 30 千克这么夸张。事实上，女性只要体重稍有增长，就会受到"惩罚"。很瘦很瘦的女人比不胖不瘦的女人多赚 22 000 美元左右，很胖很胖的女人比不胖不瘦的女人少赚约 19 000 美元。

而男人的情况则正好相反，越重的男人赚得越多。但如果达到肥胖的状态，即 BMI 超过 30，那么男性和女性都会遇到众所周知的职业天花板。根据 2009 年的一项研究，男性总人口中有 36% 的肥胖者，只有 4% 的顶级男性 CEO 是肥胖者，而有 61% 的顶级男性 CEO 都是超重者（BMI 为 25 ~ 29.9）。这表明，人们对那些稍胖的男性表现出了一定程度的宽容。而女性受到的区别对待要明显得多。女性总人口中有 38% 的肥胖者，只有 3% 的顶级女性 CEO 是肥胖者，而有 22% 的顶级女性 CEO 是超重者，而一般人群中超重者占 29%。

这些统计数据令人震惊，也给我带来了动力。我做这一切就是要给"过度肥胖"去污名化，并授人以渔，让大家都能过上最健康的生活。

断食和其他减重计划有什么区别

1. **这是可持续的。**这不是那种戒掉某种食物几周直至体重下降的短期饮食计划。断食是一种长期的、可持续的生活方式。

2. **这是免费的。**不需要你去买什么特殊食品或花里胡哨的东西。事实上，断食能让你省钱。

3. **这是灵活的。**只要少吃一些零食，少吃一顿饭，或者断食一整天。你可以定制一个适合自己的计划。

无法控制的食欲，是激素在作怪

Hormones and the Hunger Bully

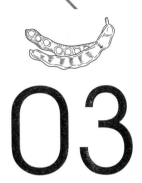

伊芙·迈耶

　　我以前认为，饥饿是个恃强凌弱的家伙。它比我更强、更大、更坏。它会出现在我的家里、我工作的地方、我父母家中、大街上……它无处不在。但和那些我小时候遇到的坏家伙不同的一点是，我不能躲开它，也无法跑去寻求老师的帮助。我曾经以为，只有一个办法能赶走这个饥饿霸凌者。

　　喂吃的给它！

　　这个霸凌者坚持让我吃下大量不健康的食物以满足它自己。那些年我吃了那么多，以至于我需要吃下更多东西才有饱腹感。我甚至去动手术缩小了我的胃容量——缩小为原来的三分之一！然而我仍然没有得到解脱。这个饥饿霸凌者似乎总会在很重要的时候出现，而使我尴尬不已。那时我应该全神贯注于当时正在发生的事情，而不是去想该把什么东西塞到嘴巴里去。在我参加表弟的毕业典礼时，在我女儿做幼儿园游戏时，在我和甲方开重要会议时，我的肚子总会咕咕咕地叫起来。

这个饥饿霸凌者每天成百上千次地敲我的头，于是我无节制地吃啊吃。我通常一天会吃上 6 ～ 10 次，就是为了让它能安静下来。有时候它想要糖，所以我吃很多糖，让我自己兴奋起来，并让这个混蛋安静下来。这些年来，随着时间的推移，我吃糖后感到兴奋的时间越来越短，所以我吃的甜食越来越多。很快，这种高糖效应被痛苦和昏昏欲睡取代了。痛苦来自于我吃了太多的食物。而在一番甜蜜的放肆后，昏死过去一般的沉睡暂时将我和我的感觉割离了。

我并没有一直都把饥饿当成一个混蛋。在我年轻时，我把它看成是生活的自然组成部分。随着我成年后变得越来越容易胖、越来越容易饿，我也只是认为，那是因为和其他人相比我不太擅长应对饥饿的问题。我以为，我缺乏意志力，我的身心不健康。这似乎很奇怪，因为在我人生的所有其他领域中，我可以比大多数人做得更好。然而，一遇到体重和健康问题，怎么就这样无能为力呢？这完全说不通。

最后还是我的女儿卢娜给了我答案。在她上小学时，她是被人欺凌的对象，有一个孩子特别爱欺负她。这种恃强凌弱愈演愈烈，后来学校的管理者不得不出面干预。然而这样做毫无效果，那个坏小孩继续变本加厉。学校采取了新的方法，我们决定在家里也改一改方式方法。我开始和卢娜一起分析：倘若她试着改变自己的哪些行为，今后能够少受一点欺负。

在我和卢娜聊天的时候，我一直在思考，她是一个什么样的孩子。我意识到，她最显著的一个特点就是她渴望融入同学中，为此她愿意去做任何事。被人接受的需要，使她将那个坏小孩的奚落嘲讽放在了心上。她对对方的评论耿耿于怀，认为他说的关于她的一切都是对的。于是，她非但没有反击，反而在他面前表现得非常软弱。她认为，如果她能满足这个坏小子的一切需求就好了，这样她的苦难就结束了。当然不会结束，霸凌者的目标是通过制造痛苦来获得力量。

随着卢娜和我讨论她的动机以及面对霸凌的反应，我意识到我也需要记住这一教训。饥饿就是欺负我的坏小子，是我的行为和反应赋予了它力量。我以为，我只有给它食物，才能让这个坏小子安静下来，我这么想真是太荒唐了。如果我不去理它，它就会和大多数恶霸一样，自己乖乖消失。

老实告诉你，那个饥饿霸凌者是个欺软怕硬的家伙。就算你给它足够的食物，它也未必会消失。有一次，我改变了我的饮食方式，结果我一整天才看到那个饥饿霸凌者四五次。我只是注意到它出现而已，但我已经不害怕它了。你不必向它屈服。你只需认识到，那种持续的饥饿感来自于长期不健康的饮食习惯。你要知道，你正在通过断食努力扭转这种局面。

现在，当我断食的时候，我能想象我的身体选择燃烧储存的脂肪作为能量。我甚至会在我身体上的某个脂肪多的区域（比如我的大腿上）贴上一个创可贴，并提醒我自己：我断食并不是在剥夺我自己的权利。哪怕我觉得肚子饿了，我也没让身体挨饿。我的身体只是在享用储存在大腿内侧的脂肪，储存这些脂肪就是为了今天！你也可以这样做。如果你的身体有太多的脂肪，那么你已经拥有了撑过这一天、三天、一周，甚至更长时间断食所需的能量！你并不需要食物，是那个饥饿霸凌者在骗你以为你需要。

我所知道的关于饥饿霸凌者的 7 件事

1. **饥饿是一种习惯**。饥饿霸凌者往往在你吃东西的时候出现。如果你降低进食的频率，饥饿感很快就会消失。

2. **饥饿感是可变的**。如果你开始更好地选择塞入嘴中的东西，那么随着时间的推移，饥饿感就会减轻。

3. **饥饿感会消失**。如果你在感到饥饿的时候不吃东西，那么这个饥饿霸凌者终将消失。

4. **"感到饥饿"不是"真正挨饿"**。在断食时，你可以通过并依赖你体内富余的脂肪供应来维生。

5. **饥饿有多个原因。**它有可能是你的大脑、你的身体或这两者同时发出的讯息。

6. **你并不是非得喂饱饥饿霸凌者不可。**如果你注意到了它，你可以给它水、其他液体或完全忽视它的存在。

7. **饥饿并没有那么可怕。**你可以通过强大的心理训练和新的习惯，脱去饥饿霸凌者凶悍的外衣。

冯子新博士 ———————————

　　大多数人在开始尝试间歇性断食法之前的第一大顾虑，很可能是他们是否会感到饥饿。答案是肯定的，但体验并不会像大多数人想象的那样糟糕。如果你能以一种迥异于过去的方式去处理、对待和思考饥饿，那么它就不是什么大问题，也并不是什么值得你害怕的东西。能用你的大脑去好好思考这个问题，是克服饥饿感的关键。

饥饿与激素

　　我们为什么要进食？因为我们饿了。什么东西能让饥饿感消失？有好几种激素能让我们产生饱腹感。这些激素被称为"饱腹感激素"，它们非常强大。胃也有牵张感受器，如果胃撑得超过了它的承受能力，它就会发出"饱足信号"，告诉大脑让我们停止进食。

　　人们常常以为，我们吃东西是因为食物就在我们眼前，我们就像无脑的进食机器一样。这真是大错特错。想象一下，你刚吃了一大块 500 多克的牛排，它的味道好极了，虽然你以为自己吃不完，可你最后竟然吃完了。然后你彻底吃撑了，只要想想再吃更多的牛排，你就会觉得恶心欲呕。如果有人再放一块牛排在你的面前，并且免费送给你吃，你会吃吗？基本上不可能。

我们的身体会释放出饱腹感激素，从而告诉我们何时该停止进食。一旦这些信号起了作用，我们就很难再吃下更多东西了。有的餐厅会让你免费大吃一顿，但前提是你需要一口气吃下一块 1 千克的牛排。相信我，这样的免费午餐他们能送出去的还真不多。

酪酪肽（PYY）和胆囊收缩素（cholecystokinin）是两种主要的饱腹感激素。前者主要对蛋白质做出反应，后者主要对膳食脂肪做出反应。与饥饿相关的最后一种激素是胃饥饿素（ghrelin），它的名字可以说是恰如其分，稍后我会说到它。

大多数人老觉得肚子饿的原因是，他们坚信减肥只有一个关键，就是控制摄入的热量使其比消耗的热量少。西方世界的各国政府都在倡导多碳水化合物的饮食，但其实正是碳水化合物引发了饥饿感。想一想吧，假设你坐在桌前吃两片白面包和果酱，这是一份基于碳水化合物的低卡早餐。这顿餐食会如何影响饱腹感？的确，它没让你摄入太多的热量，但它能控制饥饿感吗？不能。因为没有蛋白质来激活酪酪肽，没有脂肪来激活胆囊收缩素，也没有大量的食物来激活胃的牵张感受器。这顿早餐中的淀粉（其实是葡萄糖链，基本上都进入了血液）会让胰岛素上升。我们会感到饥饿，因为我们还没有向身体发出不饿的信号。很快我们又饿坏了，到了 10∶30，我们会发现自己在四处寻找低脂的玛芬蛋糕。午餐时，我们想吃一大碗低脂的带酱汁的意大利面。我们不再吃 3 顿大份的餐食，我们的目标是一天吃 6 ~ 7 餐，每餐稍微少吃一点。到下午 2∶30 时，我们又饿坏了，于是我们拿了一袋低脂的格兰诺拉麦片。晚饭我们吃了米饭，然后到了深夜又翻遍冰箱寻找夜宵，因为我们太饿了。

但如果你早餐吃培根和鸡蛋——一顿富含膳食脂肪和蛋白质的餐食，那么 10∶30 你还想吃东西吗？不想了。

如果你和大多数人一样，吃了加工过的和精制的碳水化合物，那么问题更严重了。在你摄入了精制碳水化合物后，你的血糖水平会迅速飙升，这将让你的胰脏分泌大量胰岛素。胰岛素的工作是告诉你的身体将食物能量以糖（肝糖原）或脂肪的形式储存起来。胰岛素水平飙升，立即使大多数进入人体内的食物能量（热量）以脂肪的形式储存起来，这样留给新陈代谢的食物能量就相对很少了。尽管你刚吃过东西，你的肌肉、肝脏和大脑仍然想获得葡萄糖来补充能量，而你仍然感到腹中空空。如果你希望保持现在的体重或减轻体重，这可以说是最糟糕的多米诺骨牌效应了。

除此之外，由于这些加工食品中的绝大多数或全部膳食纤维已被除去了，当它们进入你的肚子时，它们不会占用多少空间。因此，它们不会激活胃的牵张感受器。到了点心时间，大部分你摄入的热量已被储存在你的脂肪细胞中，所以没什么可奇怪的，你很快又饿了。

饥饿、断食与胃饥饿素

在断食期间你会感到饥饿吗？人们总是以为，断食时饥饿感会增强，直到彻底失控。真相往往让人们大吃一惊，在断食时，人的饥饿感会减轻。为什么？其中一个原因和人体获得食物能量的两种不同方式有关。

在断食的时候，你的身体会更换燃料源。人体不再依赖来自于食物的血糖供应能量，而开始消耗脂肪（人体储存的食物能量）。这一转变意味着你的身体开始进入一种"酮态"。一旦你开始进入酮态，你的身体就能获得储存在脂肪中的成百上千大卡的热量。你在喂饱你的身体，你给了它它需要的一切，那么为何它还会饿呢？

胃饥饿素和酪酪肽、胆囊收缩素不同，它会增进食欲。因此，如果你希望能长期减重，你需要减少胃饥饿素。怎样才能做到这一点呢？在我们的一项研究中，我们让受试者断食 33 小时，每隔 20 分钟测量一次他们的胃饥饿素。

在早上 9 点左右，胃饥饿素处于最低水平。有关生理节律的一些研究表明，这个时段人的饥饿感也处于最低水平。一般而言，这也是你一天中最长的一段没有进食的时间的终点。在早上 9 点左右，你已经约 14 小时没有吃过任何东西了，然而这个时候你最不觉得饥饿。这进一步说明了一个事实：饥饿并不仅仅是"一段时间没有进食"而产生的一个功能。在我们醒来之前，是反调节激素的激增起到了减弱食欲的作用。

所以，如果饥饿不只是空腹产生的功能，而是激素的产物，那么进食未必能让你减轻饥饿感。

胃饥饿素有三个明显的高峰期，分别对应于午餐、晚餐和第二天早餐的时间段，这说明饥饿可能是一种习得的反应。我们已经习惯了每天吃三餐，所以我们只要到了"吃饭时间"，就开始感到饥饿。但如果你到了那个时候不吃东西，胃饥饿素并不会持续增加。在第一波饥饿感过后，它会逐渐消退。在约 2 小时后，它会自动下降，即便你没有吃过任何东西。因此研究表明，如果你忽略饥饿感，它就会自行消失。

如果你现在停下来想一想，你会发现，你可能也体验过这种胃饥饿素反应消退的感觉。回想一下，在你非常忙碌的时候，你一直埋头工作，错过了午饭。到了下午 1 点的时候，你可能觉得饿了，但你只喝了一些茶，然后就继续干活了。到下午 3 点时，你竟然一点都不饿了。在这 2 小时中，你的身体靠自己的体脂"饱餐"了一顿。你的身体依赖你的能量储备，让你"吃"了那顿没吃的饭。这是很自然的，这正是我们需要体脂的原因所在。你遇到了一波饥饿感的侵袭，但它已经过去了，因为你的身体会照顾自己。

在你断食的 24 小时中，胃饥饿素的平均值会下降。也就是说，长时间什么都不吃，会让你的饥饿感减轻。每次深度断食都是如此。近期的一项研究表明，在断食 3 天后，受试者的胃饥饿素水平和饥饿感都会逐步下降。是的，你没看错。受试者在断食 3 天后，远远没有断食之前那么饥饿。这完全符合我们的临床经验，我们那些尝试深度断食的患者也是这样的反应。

最后值得一提的是，男性和女性在胃饥饿素方面存在本质差别。在断食时，男性的胃饥饿素水平只降低了一点点，但女性的胃饥饿素水平会大幅降低。因此，我们可以判断，断食能让女性受益更多，因为她们的饥饿感下降得更明显。我发现的确是这么回事。很多女性曾经告诉我，一次持续时间更长的断食，似乎能彻底抑制她们的食欲。

总而言之，大多数刚开始断食的人会发现，他们不仅可以控制自己的饥饿感，而且他们的饥饿感实际上在减轻。他们对此感到万分震惊。他们常常会说类似这样的话："我想我的胃在缩小"或者"我再也吃不下那么多了"。这简直太完美了。因为如果你不再感到那么饥肠辘辘，你就是在与你的身体一起合力减肥，而不是持续不断地和你的身体作对。和限制热量摄入的饮食不同，间歇性断食和深度断食能帮助你解决体重增加的主要问题——饥饿。胃饥饿素这一引起饥饿的激素，其水平会随着断食过程而降低，从而让饥饿感成了一个可以管控的问题。事实上，也许它根本就不是什么问题。所以，做好准备，不要害怕。只要你开始尝试断食，你就能学会如何打倒饥饿霸凌者。而且，这比你想象中容易多了。

梅根·拉莫斯 ——————————————

你是否曾经在吃下好几片蒜蓉面包、一碗意面、一碗冰淇淋后，仍然觉得肚子还饿着？晚宴结束后，你回到家是否还会狼吞虎咽一般地吃完了一袋爆米花，在偷偷摸摸地喂饱了自己后才上床睡觉？你并不孤单。几乎每天我都在听人们诉说这样的经历，而且我自己也会这样。你的大脑告诉你，你已经吃饱了，因为你不得不解开裤腰的第一粒扣子，但你的肠胃还在抱怨，说它还在唱空城计。这些人无助又失控，只能大嚼特嚼那些他们明知无法喂饱自己的食物。

还有一些人与上面那些人恰恰相反。他们午餐只吃了半个三明治或一小份沙拉，然后就宣称自己已经完全吃饱了。他们并不是在故作谦虚！他们真的饱了，不想吃更多东西了，因为再吃的话他们就不舒服。

我的很多客户都做过肥胖外科手术。他们的食欲已然失控，因此他们觉得需要把自己开膛破腹，才能调节好身体。尽管那些医生信誓旦旦地说手术能帮助患者们减轻体重、改善健康，但事实上这些手术几乎都失败了。在一开始，大多数人的确减掉了一些重量，但过了几个月后，那些肥肉又悄悄地长回来了。更糟糕的是，他们觉得自己的食欲还是和以前一样失控。"怎么会这样呢？"他们绝望地问，"我在我的胃打上了"钉子"，就是为了让它变小一点！"

这个例子足以说明我们对"饥饿"这个概念存在着多大的误解。你不会因为你的胃很庞大、根本无法填满，就觉得自己快要饿死了。饥饿也和你的自控能力无关。你不能用意志力命令自己不饿，你也无法做出让自己不饿的决定。你要么觉得饿了，要么没觉得饿，你的食欲是受激素驱动的，因此我们需要做的是调节激素，而不是通过手术去改变我们的胃部，也不是计算摄入了多少热量。无论你的胃有多小，如果你没有从激素层面上调节你的食欲，你永远无法重新获得控制权。减重说到底和控制热量摄入无关，而和控制饥饿感有关。

饥饿是一种习惯

一次，我在飞机上差点袭击了一个女人，就因为她没有吃完空乘刚给她的一整袋迷你椒盐饼干。当时我就知道，我这样饥饿是有问题的。在不到 1 分钟的时间里，我就把自己那一小袋饼干吃了个精光。我不明白，为什么这位女士可以只吃两片饼干，还把吃剩下的摆在那儿。在之后的旅程中，困惑、愤怒和沮丧——还有最重要的饥饿感，始终包围着我，将我淹没。飞机着陆后，我一下飞机就哭了起来，我觉得太可悲了。但这并不是全部，我大脑中理性冷静的那一部分开始高速运转起来。

我这是怎么了？我是一个成功的医学研究员，但我竟然为了一袋免费的椒盐卷饼而发疯。在我人生的其他领域，我都非常自律。为什么我对待食物就不能自律了呢？这完全没有道理啊。一定出了什么严重的问题，而且这肯定不是缺乏意志力或缺乏自律力的问题，这也不是什么性格缺陷。这种饥饿感是一种条件反射，简单地说，这是一种坏习惯。

如果我们坚持在每天早上 7 点吃早餐、12 点吃午饭、下午 6 点吃晚饭，身体就学会了在这些时段感到饥饿。即便我们午饭吃了大餐，原本到了晚餐时间也不应该饿，但我们可能还会感到"饥饿"，因为现在是下午 6 点了，"是时候吃晚饭了"。还没有养成这些习惯的幼儿，常常拒绝在饭点吃饭；而大一点的孩子已经养成了这些习惯，他们会定时吃饭，不管自己是否真的饿了。

如今，有些人甚至已不再习惯于每天只吃 3 顿。我们大多数人现在都吃点心，或者每天吃 6 餐或更多。举个例子，我最近参加了一个会议，早上与会者都已经享用了丰盛的早餐。10∶30 时，举办单位提供了一份点心，大多数参会的医生或多或少吃了一些。在北美各地的会议室中，总有人会带马芬蛋糕或百吉饼来作为上午或下午的点心。让我们来思考一下，我们刚吃过东西，为什么我们又需要吃东西了？这完全没有理由。我们在形成一种不断进食的习惯，虽然不可能所有人都正好饿了。

最后，饥饿也是一种易受外界影响的状态。这就是说，在前一秒钟我们可能并没有感到饥饿，但在下一秒钟，当我们走过商场的美食广场时，当我们闻到热气腾腾的芝士比萨那诱人的香味时，我们可能就会馋涎欲滴。这是一种天然的刺激。对我来说，听到那一小袋迷你椒盐饼干包装被打开的声音，就像听到开饭的铃声响起来了。我不饿，但一旦我想到了吃的东西，那我就没法不再去想它。这是一种对刺激的本能反应，和自律或毅力无关。

那么问题来了：如何对付这种情况？断食提供了一种独一无二的解决之道。随机跳过几餐、改变进食间隔时间，将有助于打破我们目前每天吃3～6次的习惯。我们不会因为到点了就感到饥饿，只有在我们真正忍饥挨饿时，我们才会产生饥饿感。与此类似，通过一整天都不吃东西，我们就能切断食物和某种刺激物（比如看电视、看电影、开长途车、参加孩子的体育活动等）之间的根深蒂固的联系。对我而言，坐飞机是一个刺激物，因为只要一想到那一小袋一小袋的椒盐饼干，我就馋涎欲滴。等到空乘过来为我服务时，我已经在流口水了。

断食可以打破所有这些条件反射。如果你没有每隔2小时吃东西的习惯，那么你就不会像巴甫洛夫的狗那样，每隔2小时就流口水。如果我们养成了每隔2小时吃东西的习惯，那么如果我们发现自己越来越难抵制路边的那些速食店，也就不足为奇了。我们每天受到各种食品图片、食品广告、食品商店的轮番攻击，获得食物是那么容易、方便，而我们的巴甫洛夫式条件反射是那么根深蒂固。两者叠加，给我们的健康带来了致命的打击。

但是突然命令自己戒除坏习惯，并不是最成功的改掉坏习惯的方法。研究成果和我的临床经验都表明，用另一种危害程度较小的习惯去取代一个不健康的习惯，才是更有效的策略。比如，你有在看电视时往嘴巴里塞薯片或爆米花的习惯，一下子戒掉这个习惯，会让你觉得好像少了什么似的。你可以用一杯花草茶或绿茶代替那些让人发胖的零食。是的，在一开始，你仍然会觉得不满足，但这比"少了什么"好多了。我渐渐发现，我挺喜欢喝茉莉花绿茶的，所以当我想吃点什么的时候，我就用它来满足我的需求。想要戒烟的人往往会嚼口香糖，也是同样的道理。在断食过程中，你不必完全不吃午饭或不吃早饭，相反，你可以喝一杯咖啡，或者尝试用一碗自己做的骨头汤来代替午饭。从长远来看，换一种习惯比强行戒除某个习惯容易多了。

社会交往对饮食习惯也有很大的影响。当和朋友聚会时，我们常常会在一起吃饭、喝咖啡或喝鸡尾酒。这是正常的、自然的，这也是全世界人类文化的组成部分，反对它显然不是什么制胜的策略。完全避免社交、避开朋友，也是不健康的。那么我们该怎么做呢？不要去和它作对。你可以将断食融入你的日程安排中，我将在第 20 章向你展示这一点。

有一天，我发现我的"饥饿病"已经通过调节激素治好了，但这个发现和验血报告单、身体成分分析或衣服尺寸一点关系也没有。我最好的朋友差点在分娩时去世，在她产后恢复而新生儿在重症监护室接受监护的时候，我去看望她。当时我有点心烦意乱，到医院后，我很想喝一杯茉莉花茶，于是我走进了医院的餐厅。

在我喝茶时，我意识到我周围都是我以前喜欢的"慰藉食物"，有椒盐饼干、薯片、百吉饼、炸薯条等。但我只想喝我的茶，我一点都不想吃其他那些东西，也不在意那些在旁边桌前埋头吃东西的人。这是一场旷日持久的艰难战争，但我赢了。我已经将一个毁灭性的坏习惯（吃垃圾食品）改成了一个无害的习惯（喝茶）。

断食让我夺回了对我身体的控制权。我甚至无法形容，这赋予了我多么强大的力量。有时我仍然会感到难过，因为我还得和它继续斗争。我也会生这个世界的气，因为我们的整个食物体系的现状太糟糕了。但我知道我能做点什么来改变这种状况，我也可以教别人怎么做并获得成功，这让我平静下来。

我认识一个年轻的医生，他已经和肥胖症斗争了多年。在他选择低碳饮食后，他终于减轻了一些体重。他还没有达到理想的体重，但他已经很高兴了，因为他尝到了成功的滋味。不幸的是，他现在还在努力摆脱那些不健康的食物。

在和我一起度过一个星期、亲眼看到断食如何让我的患者受益之后，他也受到了鼓舞，准备尝试 7 天断食，也就是说，整整 7 天不吃东西。刚开始断食时，他倒是没遇上多大的困难，但他知道自己有易饿的毛病，因此有点紧张。"别担心，"我说，"你就拭目以待吧。"在他结束断食后，当我跟进他的情况时，他笑着告诉我："在我的一生中，我第一次因为真的不想吃而拒绝食物。我并不是因为我在断食而克制着不吃，我是真的不饿，我的食欲下降了。梅根，我以前从来不曾这样拒绝过食物。"

每天我都能看到这样的患者，他们来到我的办公室喜极而泣，因为多年以来他们第一次感到，他们能控制自己的身体了。我也能看出他们仪态上的变化，他们站得更直了，胸更挺了，头昂起来了，就连他们的眼睛都似乎更明亮了。能亲眼见证这样的变化，是我一天中最快乐的时候。

怎样打破易饿习惯

饥饿通常和一天中你习惯吃东西的时间、地点或场合有关系。以下是一些简单的方法，能帮助你破除对饥饿的条件反射。

1. 只在餐桌边吃东西。不要在书桌边吃东西，不要在车里吃东西，不要在沙发上吃东西，不要在床上吃东西，不要在上课时吃东西，不要在看电影或看体育比赛时吃东西。

2. 如果你在一天的某个特定时间想吃东西，比如下午 3：30，那是因为你经常在 3：30 吃零食。在那个时间点设个闹钟，闹铃一响，去喝一杯水或一杯茶，而不是吃别的东西。你很可能就会感到吃饱了。

3. 在你坐飞机时，当空乘从你身边走过，戴上耳机，谢绝他们供应的零食。

忘掉热量限制的伪科学

Forget Calorie Restriction

04

伊芙·迈耶

"把叉子放下，亲爱的，这样你就能减肥了！"类似这样的话，我已经记不清听别人重复了多少遍。

如果你也和我一样，你一定也千百次地试图让自己少吃一点，但每次你都失败了。我从 8 岁起就开始为自己日渐圆润而担心，从那时起我就开始涉猎节食的"艺术"，而我把几乎所有的力气都用在了减少热量摄入上。

"限制热量"的其他说法

- "热量摄入"与"热量消耗"。

- 少吃一点或少吃多餐。

- 能量平衡方程。

- 控制分量。

我的第一次真正的节食，很可能是你所能想象到的最荒唐的限制热量的版本。在我 10 多岁时，我重了将近 7 千克。在仔细思考了我通常拿什么食物喂饱自己之后，我骄傲地据此设计了一个节食计划。女士们，先生们，我发明了"糖果棒减肥法"。

我决定不吃早饭和午饭，在每晚的餐桌上，我把自己盘子里的食物推过来推过去，偶尔吃上一两口，用这种办法来骗过我妈妈。下午在学校里，当我的肚子开始咕咕叫的时候，我会潜入楼梯间，自动售货机就摆在那儿。我会偷偷买一块巧克力，我会剥掉它外面的纸，然后慢慢享用这顿美味的"饭"，吃上 20 分钟。我会咬掉外面的巧克力涂层，然后分开每一层夹心，一层层享用。我知道，如果我一天只摄入 1000 大卡的热量，我的体重就能减轻。这样一块巧克力只有 218 大卡，所以我很快就会变苗条了！

巧克力节食法持续了一个星期，我轻了 2.7 千克。在度过了饿得发昏、觉得自己是坨垃圾的一周后，我正式放弃了它。我又恢复了之前的饮食，在随后的 2 周我重了 4 千克。

对我来说，节食的想法总是以同样的方式出现。当我低头看着我那一圈圈腹部脂肪，或感到我两条腿上的肉在互相摩擦的时候，我就会想，我要给自己创造新的生活。我会筹划上一两天，然后就开始行动。这些年来，我试过"瘦得快"（Slim Fast）、"营养体系"（Nutrisystem）、"慧俪轻体"（Weight Watchers）、"卷心菜汤减肥法"（the Cabbage Soup Diet）和各种果汁排毒法。我在那些节食杂志上寻找节食方法，那些杂志上往往印着光可鉴人、控制食量的餐盘。我选择了水疗中心和保健机构设计的节食法，我遵照了医生给我安排的饮食方案。我至少试过 50 种限制热量摄入的节食法，我苦苦计算宏量营养素、钠、水和其他所有营养物质的克数。我尝试过每天摄入 200、600、800、1200 或 1800 大卡热量，在一开始我总是能减掉一些重量。但在我如此这般减肥时，我总是觉得脾气暴躁、精疲力竭、怒气冲冲、沮丧郁闷、心烦意乱、可怜巴巴。

我吃得越少，就越觉得饿；我减肥失败的次数越多，就越坚信我是一个失败者。我觉得自己已经无药可救。在我不节食的时候，我就敞开肚子想吃什么就吃什么，结果体重不但反弹回来，还额外增加了好几千克。我把这称为"死肥死肥的绝望循环"，这是一段我从来不曾安全逃脱的危险旅程。我唯一的欢乐时光，就是在我开始新的节食之旅前的一天或两天。

这些发生在几年之前，那时我还没有尝试断食。当时我并不知道"限制热量摄入能够减肥"是一个谎言。我尝试了多种节食法，但都失败了。在那些悲惨的日子中，我一天到晚感到饥肠辘辘，始终无法摆脱肥胖的身躯，但我一点都不明白，这到底是为什么呢？

梅根·拉莫斯

为什么？因为"热量"这个概念太简单了，限制热量摄入的理论是完全错误的。让我来给你解释一下。

热量与新陈代谢

关于肥胖的著名假说"热量摄入 – 消耗"（更正式的名称是"能量平衡方程"）可以归结为一个简单的公式：脂肪堆积 = 热量摄入 – 热量消耗。我们把大多数时间都放在"热量摄入"上，而除了锻炼之外，并没有怎么考虑"热量消耗"。大多数人并没有从更复杂的角度考虑热量消耗，是因为我们的大脑很难搞明白 BMR。我们前面说过，BMR 是我们的身体仅仅为了生存所消耗的热量，BMR 并不包括锻炼所需的能量，它只是你的器官维持正常功能所需要的能量。BMR 很难测量，因此大多数"专家"假设它是固定不变的。

这是完全不正确的。根据你摄入热量的多少和其他因素（比如呼吸和总能量消耗）的不同，BMR 的升幅和降幅可达 50% 之多。

这就是限制饮食热量不管用的原因。当你减少热量摄入时，你的基础代谢率开始减缓。你减少了"热量摄入"，但你的身体也相应地减少了"热量消耗"。你的器官系统开始全面削减预算——从你的生殖系统减掉一点，从你的呼吸系统减掉一点，从你的认知功能减掉一点，很快你消耗的热量变少了。比如，如果你少摄入 500 大卡的热量，但你的身体也减少了热量消耗，你的体脂就不会降低。这就是限制饮食热量的那点见不得人的小秘密。

我认识的所有人，都试过一种或更多种这样的节食法，大多数人的体重一开始都下降了，随后他们的体重开始停滞不前。和伊芙一样，他们一天比一天更饥饿，而且由于他们身体消耗的热量变少了，他们也会感到寒冷、疲惫。当他们的新陈代谢率触底时，这些人只能加倍努力。这奏效了，但只奏效了很短一段时间。于是他们就放弃了，他们相信自己的身体已经坏掉了，他们又回归了从前的饮食方式。没过几个星期，他们比刚开始减肥时更重了。几个月或一年后，他们开始尝试另一种节食法，但那不过是另外一种限制热量的节食法，也完全忽略了 BMR 这个概念。

听上去很熟悉吧？

让我告诉你，如何以一种更好的方式来思考热量。

不同热量的差异

每当我见到一个新客户时，我会先问他：从减重的角度来说，你愿意从你的饮食中砍掉哪 5 种非垃圾食品？他们通常会提到面包、米饭、意面、土豆和玉米。随后我会解释说，虽然这些食物绝对会让人变胖，但它们的脂肪和热量也是超低的。对，你没看错：那些让你增重的食物，其热量也很低。

在一开始，我的大多数客户似乎都惊讶极了，但我并没有马上就跟他们解释原因。相反，我会让他们先明白一点：他们多年来听到的那些营养学信息，很多都是完全错误的。随后我会问他们两个更深入的问题：

　　　　什么东西更有可能让你增重，是一罐碳酸饮料还是一把生杏仁？

　　我的客户都会变得活跃起来，因为他们觉得，他们有信心回答这个问题。当然，他们选的是"碳酸饮料"。于是我又问：

　　　　吃一把生杏仁对减重有益还是有害？

　　几乎所有人都会说："是有益的。"

　　是我使出杀手锏的时候了！

　　一罐碳酸饮料含 160 大卡热量，它很可能会让你的体重增加。但一把生杏仁也含有 160 大卡热量，它很可能会让你的体重减轻。等量的热量怎么效果完全相反呢？如果相同热量的不同食物的差异如此巨大，那么它们是如何影响体重增减的呢？如果吃什么真的并不重要，那么是否人真的可以只靠喝碳酸饮料活下去？或者像伊芙那样，靠巧克力活着，而且还能减重？

　　当然不行了。你的身体加工食物的方式比这复杂多了。

　　人体激素对两种含有等量热量的食物的反应，会因食物成分的不同而出现显著差异。碳酸饮料中的糖分会让你的血糖水平飙升，让你的胰腺分泌出大量的胰岛素。而杏仁中的蛋白质和脂肪这些营养成分不会让血糖飙升，当杏仁被消化后，你的血糖水平只会出现小幅增长。

　　因此，1 大卡热量就是 1 大卡热量，正如一条狗就是一条狗，但狗有许多不同的品种。人体内的激素和新陈代谢对碳酸饮料和杏仁的反应是全然不同的，因此这些食品的致肥效应也是不一样的。此外，从血糖控制到体温调节，人体的每一种功能都是受各个内分泌系统构成的网络调节的。而"热量摄入 – 消耗"假说，让我们以为脂肪细胞是不受调控的。为什么我们的激素能控制人体中的一切，单单脂肪细胞例外呢？这是说不通的。

那么，如果热量并不重要，我们的体重是如何增加的呢？任何曾经给 2 型糖尿病患者开过胰岛素的医生都不会对这个问题的答案感到惊讶。一旦患者开始补充胰岛素，他们的体重就会增加。胰岛素的剂量每加大一次，他们的体重就会更重，他们就这样变得越来越重。他们少吃一点或多动一些都无济于事。无论如何，他们的体重都会增加。

因此，胰岛素就是调节体重的答案。

断食法有何不同

那些让你避免摄入脂肪、每餐少吃一点以促进新陈代谢的寻常节食建议，并不能帮助你控制饥饿感。多年来你听到的无非是：你缺乏少吃一点的意志力，超重是你自己的错。这真是大错特错。限制热量摄入的饮食法才是导致你新陈代谢日趋缓慢的元凶。

而断食与其恰恰相反。在断食期间机体分泌的去甲肾上腺素能提高新陈代谢率。随着时间的推移，随着你更频繁、更经常地断食，你的新陈代谢率就会上升，你就能减掉更多的重量。

举个例子，我们有个 47 岁的女性客户，她已经试遍了所有全美流行的节食法。最终她的 BMR 定格在 487 卡 / 天 *，这个数字是相当低的。一个普通

---

* BMR 通常由保健专业人士测量。要完成测量，需要被测试者在禁食 12 小时并至少睡足 8 小时之后，记录下其二氧化碳和氧气水平的数值。你的理想 BMR 可以用下面这个公式粗略地测算出来：

男性：BMR=10× 体重（千克）+6.25× 身高（厘米）–5× 年龄（岁）+5

女性：BMR=10× 体重（千克）+6.25× 身高（厘米）–5× 年龄（岁）–161

的重 61 千克、身高 1.65 米的 47 岁的女人，BMR 应该在 1200 左右。在进行了 6 个月的间歇性断食并遵循低碳高脂饮食之后，这个客户的 BMR 上升到了 800 左右。一年后，她的 BMR 上升到了 1200 左右。在实践这一全新的生活方式 6 个月之后，她的体重才开始下降。但她已经理解了这一科学，她明白，选择断食和新的饮食才是她的出路。她很有耐心，对此我很高兴。到了 8 ~ 12 个月的时候，她的体重真的开始下降了。到目前为止，她已经轻了 27 千克。如果采用限制热量的饮食方式，她永远不可能成功做到这些！

冯子新博士

正如我在拙作《肥胖代码》中所说，过度执迷于热量是不对的。我们可以这样想，在 20 世纪 70 年代以前，几乎没什么人肥胖，然而那时人们对自己摄入了多少热量基本上没什么概念，他们也不关心自己消耗了多少热量。那时没有人会为了锻炼而去锻炼，然而全球各地的人都比现在的人健康得多、苗条得多。如果那时世界上的大多数人不计算摄入的热量也能避免肥胖，那么怎么现在计算热量就成了稳定体重的头等大事呢？5000 多年来，人类社会并没有出现过肥胖成灾的状况，但自从 1980 年以来，我们没有热量测量仪和计步器就活不了了？这完全没道理。

自 20 世纪 70 年代以来，美国饮食发生了两个主要变化。第一，我们得到的建议是，减少饮食中的脂肪，增加碳水化合物的摄入量。但事实上多吃面包和意面并不利于减肥。第二，还有一个在很大程度上被人们忽视的问题：用餐频率的增加。

我们过度消费的文化

在 20 世纪 80 年代以前，人们一般一天吃三餐：早餐、午餐和晚餐。如果你不饿，那么少吃一顿是完全没问题的。而到了 2004 年，每天用餐的次数已经增加到了近 6 次——几乎翻了一倍。现在，吃零食已经不再被认为是一种放纵，而被当作一种健康的行为加以鼓励，但少吃一顿则会让人大皱眉头。人们需要通过不断吃东西来减轻体重？这是个多么奇怪的世界啊！

医生、营养师和各种杂志告诉人们，永远不要少吃一顿饭，并警告少吃饭会带来可怕的后果。可是不吃东西会发生什么糟糕的事呢？让我们来看看。如果你不吃东西，你的身体为了获得它所需要的能量，就会燃烧储存的体脂，仅此而已。我们储存脂肪是为了备用，如果我们不吃东西，我们就会使用体脂。

零售业和各种文化（包括社会文化、家庭文化和企业文化）都得益于这种过度消费的习惯而兴盛起来。如今，一天中有很多吃东西的机会，包括早饭、上午开会期间的马芬蛋糕和百吉饼、午饭、下午茶、晚饭、餐后酒（和零食），然后是懒懒地坐在电视机前吃更多的零食。

这是一种新现象，是低质量的廉价食品大量生产的产物。如果你仔细想想，吃东西成了一种常态，而不吃东西反而需要付出一番努力，难道你不觉得奇怪吗？想想在过去吃一个甜甜圈需要付出多少力气。如果你生活在 19 世纪的美国农场，你需要种一些小麦，养一些奶牛产奶，再得到一些糖。6 个月后，你能收割小麦了，你得把小麦磨成面粉，将面粉和牛奶、糖混合，然后花几小时烹饪，这样才能吃到美味的点心。想到要干这么多活，你可能不想吃甜甜圈了，不是吗？

现在可不一样了，在每一个高速公路出口几乎都有甜甜圈店，甚至在我工作的医院都有一家甜甜圈店。

那么在肥胖症大流行之前的 20 世纪 70 年代呢？那时获得一个甜甜圈比

19 世纪容易得多，但这仍然未被全社会接受。如果你放学后想要一份点心，你妈妈通常会说："不行，那样你就吃不下晚饭了。"如果你想在睡前吃点夜宵，她会说："不行，你应该在晚饭时多吃一点。"如果你带了一个马芬蛋糕去参加下午的会议，同事们会用异样的眼神看着你，他们会觉得你很粗鲁或很疯狂。如果你是一个淘气的孩子，没吃晚饭就上床睡觉了，没人会担心少吃一顿将不可挽回地影响你的健康。营养师、医生和所有其他营养学专业人士都很清楚，我们一天应该吃三餐。

但这一切都已经变了。

而且，曾经理解并支持断食的那些人已经被"边缘化"了。过去，如果你在断食，你会和一群与你有同样想法的人一起断食。

在这些情况下，断食并不困难。当然，你或许会感到饥饿。但你知道，所有人都和你一样，这是一种安慰，而且不会有食物诱惑你去"作弊"。

快进到现在，即便我们在肥胖危机的重压下呻吟着，吃零食仍被认为是健康的，会受到积极的鼓励。如果我们不给孩子们吃零食，人们就会认为孩子受到了虐待。孩子们在车里吃，在书桌边吃，边走边吃，边打电话边吃，在电影院吃东西，这一切都是社会所认可的。我们在车里放了杯架，这样吃东西就更容易了。医生、营养学家和营养师会告诉你，你得保证一天之中你在不断地吃东西，否则你就会进入"饥饿模式"，而且他们还声称，少吃几餐会让你长胖。

我们常常以为，我们能控制我们做出的决策，但行为心理学表明，在很大程度上，人的动机源自社会影响力。获得诺贝尔奖的行为经济学家丹尼尔·卡尼曼和理查德·泰勒的研究表明，正如丹·艾瑞里所说，人类是非理性的，这是可以预见的。

我们以器官捐赠率为例。丹麦的器官捐赠率约为 4%，而在其邻国瑞典，器官捐赠率为 89%。丹麦人和瑞典人几乎在所有方面都非常相似，那么这巨大的差异从何而来？答案就是默认状态的不同。在丹麦，如果你愿意参加器官捐赠计划，那么请你打钩。而在瑞典，如果你不愿意参加器官捐赠计划，那么请你打钩。这一差异和哪国人或他们的价值观毫无关系。

我再举个例子。之前我免费试用了亚马逊金牌会员，并且自动续费了。在我已经很久不再享受什么优惠之后，我仍然是其会员。当然，这一现象是很常见的。如果一个问题太复杂或太难以招架，那么人的惰性就会乘虚而入。当我们不知道该怎么做时，我们会简单地依从那个已经为我们做好的选择。

在 20 世纪 70 年代，体重减轻是一种常态；而在 21 世纪，体重增加成了一种常态。这是为什么呢？问题并不在人的身上，而在于体系不同或默认状态不同。我们最大的问题是：我们把肥胖看成了人的问题，而不是体系的问题。举个例子，思考一下这样的逻辑：如果现在肥胖的人比 20 世纪 70 年代多，那说明现在的人意志力更薄弱。你觉得这样说有道理吗？这就是出现"肥胖羞辱"的原因。

20 世纪 70 年代和当今社会的主要区别在于：当今社会的默认状态是"吃东西"，而 20 世纪 70 年代的默认状态是"不吃东西"。和器官捐赠问题一样，默认状态会带来很大的影响。幸运的是，改变这种行为模式并不需要什么意志力，这是"修复默认状态"的问题。你需要改变你的环境，这比改变你自己容易得多。如果将默认状态设置为"不吃东西"，那么吃东西就需要意志力了。

让我们来看一个午后会议的例子。你觉得有点无聊，但你不是很饿，于是你开始想念一块美味的巧克力曲奇。你会冒冒失失地突然离开会议室，开车到当地的面包店，然后买一块曲奇吗？你会带着衬衫上的饼干屑回到会议室，让你的同事们都惊恐地盯着你、沉默地表达着他们的反对吗？你当然不会这样做。但如果办公室经理点了饼干和咖啡供大家在开会时吃喝呢？也许 90% 的人都会不假思索地吃掉那块摆在会议室中诱惑着你的饼干。是什么影响了你吃曲奇和不吃曲奇的的选择呢？和丹麦人、瑞典人的器官捐赠率一样——是默认状态的不同。你在任何时候都可以去吃零食，在开会时也有零食摆在你面前。如果你修复成"不吃东西"这种默认模式，那么你的体重就会自动下降。当然了，间歇性断食就是将默认模式设置为"不吃东西"，从而帮助人们减轻体重。"不吃"成了新的"吃"。

我相信，改变我们对饮食的看法——吃多少、吃什么，以及什么时候吃、多长时间吃一次，会带来不少的安慰。如果我们换个角度来看我们的环境，并认识到一直吃东西是不正常的，就减少了高压食物环境中的不少压力，也排除了不少选择。需要不停吃东西的负担消失了，因为不断购物、停下来吃零食而产生的焦虑也不见了。饥饿不再是一种无理要求，它是我们人体生理的自然组成部分。在一开始，断食也许对你来说是挑战，但它最终会解放你的身体、你的心灵和你的生活方式。

断食时，
哪些食物能吃？
哪些不能吃？
A Path to Healthier Eating

05

伊芙·迈耶 ————————————

　　成功断食的一个最可靠的办法是，对你计划吃什么食物有一个清晰的概念。没错，断食时的体重减轻不仅和你吃了什么有关系，还和你没吃什么有关系。

　　有意思的是，这个观点似乎和一些研究结论背道而驰。现在有无数医学研究表明，即便一个人没有改变日常食物，断食也能奏效。这一研究声称，断食本身有助于降低血糖水平，有助于减肥——不管你吃什么。我认识的一些人能够证明这一点，比如萨莉。快30岁的她，通过间歇性断食保持了稳定的体重。此外，她每周进行3次有氧运动和力量训练。萨莉的身材很好，她常常想吃什么就吃什么，包括甜甜圈、蛋糕、红薯、牛排和炸鸡。然而，萨莉告诉我，她虽然吃得随心所欲，但也讲究方式方法，她往往1天只吃1顿或 2 顿，而且晚上 8 点后绝不再吃东西。

我还和 64 岁的杰克先生聊过。他多次试图减少糖的摄入，特别是冰淇淋和曲奇，但他发现自己做不到。然而，这位老先生在进行间歇性断食时，能拒绝绝大多数的甜食。他发现，完全戒掉零食比不吃甜食容易一些。杰克开始试着不吃早饭，只在中午和下午 7 点吃 2 顿。2 个月内，他减了 11 千克，并不再服用他的高血压药。

因此，事实证明，进行断食但不改变日常食物，也能够成功减肥。那为什么我们还要提到食物呢？因为我认识的大多数人和杰克、萨莉不同。我遇到的绝大多数人，在他们人生的大部分时间中，都在和糟糕的食物选择做斗争。虽然单单断食一样就能给他们带来一定的成功，但吃得合适一些能让他们的身体更加健康。真的，更健康的饮食和断食双管齐下，有可能给大多数人带来更大的成功，并能让成功保持更长时间。

我就是这样。我没完没了地吃秋葵浓汤和贝纳特饼的日子已经一去不复返了。现在我有 90% 的时间远离碳水化合物，主要通过牛油果、奶酪、肉类、海鲜、绿色蔬菜和偶尔的莓果来摄入蛋白质或脂肪。在剩下的 10% 的时间里，我允许自己爱吃什么就吃什么，包括蛋糕、裹着面包屑的食品、油炸食品、巧克力、水果和谷物。只要我 90% 的时间在坚持食用富含健康脂肪的低碳食物，我就能期望体重出现下降或保持稳定。而且我的身体也很强壮，我很少会出现头疼或鼻窦感染。以前我饮食不良时，常常会受到这些问题的折磨。现在我每天有四五次感到饥饿，这好极了。因为在我人生的大部分时间里，我几乎是每一天的每一分钟都觉得自己快要饿死了。另外，增加高脂肪食物的摄入，也能管饱更长时间。

什么样的食物能填饱你的肚子，为你的身体创造最佳的健康机会？现在该由你来做出决定了。低碳、富含健康脂肪的食物如何能让断食的生活方式变得更容易？梅根会给你带来清楚明确、易于遵循的建议。但是，你得自己选择、尝试这些食物，并留意什么样的食物最适合你。

梅根·拉莫斯

　　道理很清楚：无法减重以及相关的所有健康问题，包括心血管疾病、2型糖尿病、某些癌症、脑卒中、代谢综合征、多囊卵巢综合征等，都是激素不稳定的表现。你选择的食物可能会让你的血糖和胰岛素水平上升，抑制脂肪燃烧，并抑制人体发出饱足信号的能力。断食有助于解决这些问题，但是正如伊芙所说，你放入盘中的东西，往往和你没有放入餐盘的东西，以及你什么时候没放吃的进去一样重要。

　　虽然我们不会在本章提供一个固定的饮食计划或按部就班的饮食方案，冯博士、伊芙和我，当然还有许多医生和研究者，都非常肯定，坚持富含健康脂肪的低碳饮食能帮助你驶入断食的车道。你想多久实践一次由你说了算，每个人的情况都不一样。伊芙在 90% 的时间中坚持这样的饮食。我的一些客户不能吃未经加工的碳水化合物，什么时候都不行。我们只能大致定个框架，给你概述一下低碳水化合物、健康脂肪的生活方式有什么益处，并提供几类食物供你选择。

何谓低碳

　　碳水化合物是由糖、淀粉和膳食纤维组成的化合物。从土豆到面包，从米饭到碳酸饮料，所有食物中都含有碳水化合物，它们可以为人体提供充足的能量。然而，与食物金字塔所示相反，它们其实并不是一种必需的能量来源。如果没有碳水化合物，人体会将蛋白质转化成葡萄糖，供给极少数可能需要它的人体部位使用。

　　碳水化合物可以分成两种：精制的和非精制的。精制碳水化合物含有两个单糖分子，它们已被剔除了麸皮、膳食纤维和其他营养物质。意面和纯糖都是精制碳水化合物，它们会导致血糖飙升。当它们进入你的胃后，胰腺会增加胰岛素分泌，将其快速转化成葡萄糖。

而存在于全谷物、豆子、土豆等食物中的非精制碳水化合物，是由更长的糖链组成的。与精制碳水化合物相比，人体消耗它们的速度会慢一些，但它们仍然会导致血糖上升，使胰腺分泌的胰岛素激增。

前面我们说过，持续的高葡萄糖水平会诱发 2 型糖尿病，并增加罹患心脏病、脑卒中和其他疾病的风险。由于你的身体会快速消耗碳水化合物转化的葡萄糖，你的身体进入燃烧脂肪模式的机会就减少了。由于受到碳水化合物的影响，血糖会骤然升高，也会骤然下降，因此你会感到饥饿，会想吃更多东西，想要更频繁地吃东西，于是你长胖了。

但是，到底什么才是低碳？你的目标应该是摄入多少碳水化合物呢？虽然这并没有固定的标准，并且每一个饮食方案说的都不一样，但一般来说，宽泛的低碳饮食指的是每天摄入 50 ～ 100 克碳水化合物，适度的低碳饮食指的是每天摄入 21 ～ 50 克碳水化合物，而严格的生酮饮食是摄入 20 克或更少的碳水化合物。在西方国家，一般男性每天摄入的碳水化合物为 200 ～ 330 克，而女性每天的摄入量为 180 ～ 230 克。这些数字真实地反映出我们过度消耗碳水化合物的文化是多么根深蒂固。另外，这也说明了一个事实：大多数人需要减少碳水化合物的摄入。

然而，我们并不建议你过度痴迷于计算碳水化合物的克数。这样做不仅浪费时间，还会让你只关心数字，而忽略你正在吃的食物质量如何。低碳饮食并不是让你一天吃 3 根巧克力棒（每根大概含 40 克碳水化合物），而没有其他的碳水化合物来源。避免吃下面列出的那些食物，多吃一些乳制品、鱼类、海鲜、禽类、红肉、蔬菜和坚果。这些食物会给你提供健康的碳水化合物，且不会让你走极端。

避免这些碳水化合物！（以 100 克来计算）

糖果：含 70 克碳水化合物。

甜甜圈：含 49 克碳水化合物。

总之，避免所有含有精制（白）糖的食品，包括运动饮料、碳酸饮料、蛋糕、曲奇、冰淇淋、早餐谷物等。

白面包：含 46 克碳水化合物。

熟意面：含 29 克碳水化合物。

避免所有含淀粉的食品，包括面包、小圆面包、意面和任何含有面粉（包括全麦面粉）的食品。我们往往很难判断淀粉类食物中含有的碳水化合物是非精制的还是精制的，所以别麻烦了，这些统统都不要吃。并且"不含麸质"并不意味着"不含碳水化合物"，所以请你远离这些食品。

米饭：含 28 克碳水化合物。

没错，米饭是高碳食物。就连糙米也是，即便糙米没被漂白、加工过，其营养物质还没被剔除。在践行低碳饮食时，不要吃米饭。

土豆：含 15 克碳水化合物。

包括薯片和炸薯条。

豆子：很多人可能想不到，豆子含有的碳水化合物很高。因此在践行低碳饮食时最好避开它们，除非你是一个素食者或纯素食者。

水果：蓝莓、覆盆子和草莓这样的莓果，通常来说一天吃一次是不错的。避开其他的水果。虽然香蕉、芒果和橙子富含维生素，但它们含有的碳水化合物很高，这会让你的血糖上升。

血糖生成指数与血糖负荷

要完全理解碳水化合物对血糖的影响，你需要了解两个饮食术语：血糖生成指数（GI）和血糖负荷（GL）。血糖生成指数衡量的是 50 克含碳水化合物的食物被消化，并开始影响血糖水平的速度。根据血糖生成指数的高低，每种食物都被打了分，从 1 到 100 不等。数字较小表示这些食物不会引起血糖飙升，而数字较大则相反。这个数值很少会出现在食品标签上，如果想知道一种食物的血糖生成指数，只需上网搜索一下即可。许多富含碳水化合物的食物的血糖生成指数都很高，这是意料之中的。

然而，说到血糖水平的高低，除了某一食物 GI 值的高低之外，食用量的多少也很重要。对一些食物而言，50 克已经远远超过人们通常一次所吃的量，而对另一些食物来说，人们一次吃下的量往往不止 50 克。血糖生成指数值和食用量合在一起称为"血糖负荷"（GL），它表示的是你的胰岛素水平会升得多高，会保持这种状态多长时间。计算血糖负荷值的方法是：

$$GL=（GI × 碳水化合物的克数）÷100$$

比如，一个苹果的 GI 值为 38，它含有 13 克碳水化合物，因此它的 GL=38×13/100=5。一根巧克力能量棒的 GI 值为 55，它含有 64 克碳水化合物，因此它的 GL=55×64/100=35。这说明一块士力架让你的血糖飙升、速降的速度比苹果快得多，但我相信，你未必需要 GL 值来告诉你这些。

此外，保持低 GL 饮食并非只是为了减肥。像燕麦粥和大麦（其 GL 值不到 20）这样的碳水化合物会帮助你降低罹患糖尿病、心脏病和某些癌症的风险。

在断食的同时享受低 GL 美食

以下这些食物的血糖负荷值只有 10 甚至低于 10，将它们纳入你的任何餐食中都是很棒的。或者，你可以只吃它们！

- 胡萝卜。
- 坚果。
- 肉类和海鲜。
- 莓果。
- 原味酸奶。
- 干酪。

脂肪的重要性

在我小时候，膳食脂肪被妖魔化了。大多数人认为，含有大量脂肪的食物会让你的体重增加，因此如果你关心自己的健康的话，黄油、干酪、油、蛋、红肉和任何油腻的食物都是不能吃的。脂肪成了我们的头号敌人，其中一个原因就是人们误解了脂肪对心血管健康的作用。人们一致认为，脂肪会让胆固醇水平上升，胆固醇会堵塞你的动脉，动脉堵塞会诱发心脏病，心脏病会致人死亡。

自从 20 世纪 60 年代以来，这一直是主流观点，但这是大错特错的。

脂肪可分为两类：饱和脂肪和不饱和脂肪。饱和脂肪是在室温下呈固体的脂肪，能在动物的肉、干酪和黄油中找到。不饱和脂肪在室温下呈液体，包括牛油果油、芥花油、橄榄油等。饱和脂肪会导致低密度脂蛋白胆固醇水平上升，人们一度害怕这将导致动脉堵塞，从而诱发心脏病。但 2005 年的一项研究却带来了不同的发现。研究人员追踪了 235 名患心脏病的女性 3 年，结果发现，脂肪摄入和动脉堵塞加剧之间并无关联。事实上，与摄入脂肪较少的女性相比，那些摄入饱和脂肪较多的女性其动脉堵塞反而消退了。

并非只有这一项研究能够说明饱和脂肪对你没有坏处。在 2010 年日本的一项研究中，研究人员追踪了 58 543 名受试者长达 14.1 年，研究发现，摄入更多的饱和脂肪有助于保护被调查者避免心脏病和脑卒中。多年以来，我们收到的信息是错误的。各种脂肪，包括饱和脂肪，实际上对你的健康是有益的。

从哪儿能找到最佳的脂肪来源？我建议你从下面列出的这些食物大类中选择多种多样的食物。

- **肉类**：选择牛肉、猪肉、羊肉或家禽。你可以吃肥肉和鸡皮，但尽量选择草饲肉，因为它们所含的激素较少。
- **鱼类和海鲜**：任何品种都行，鲑鱼、鲭鱼、沙丁鱼和鲱鱼尤佳，它们含有非常丰富的 ω-3 脂肪酸。
- **蛋类**：以你喜欢的方式烹饪。
- **烹饪用油**：椰子油、橄榄油、黄油、酥油（东南亚、中东和印度烹饪中使用的澄清黄油）、牛油果油和牛油，都是健康的选择。
- **乳制品**：选择全脂牛奶、酸奶和未加工过的奶酪。
- **坚果**：澳洲坚果、松子、巴西胡桃、核桃和杏仁。别吃花生和腰果。
- **水果**：橄榄和牛油果。每天吃莓果的次数不要超过一次。

酮态与断食

酮态是一种人体不再消耗葡萄糖而开始燃烧脂肪的状态。这是断食期间的一种正常代谢过程，大约发生在 24 小时没有进食之后。酮体可以穿过血脑屏障，给大脑提供正常运作所需的大部分能量。酮体不会被人体中的其他器官或肌肉使用，专供大脑使用。在断食过程中，它们是至关重要的。

酮态和燃脂适应（fat adaption）这两个概念一直存在一些混淆，让我来说明一下。燃脂适应是一种在人体进入酮态至少 4 周之后出现的状态，它标志着低碳饮食过渡时期的终结。在燃脂适应状态下，你的身体已经完全适应了只燃烧脂肪的模式。你再也不渴望摄入碳水化合物了，你会更快吃饱，并维持更长时间的胞腹感。当你摄入碳水化合物时，它们不会像过去那样让你的血糖飙升，你的血糖会更快地恢复正常状态。你的身体甚至可能会在你完全不知情的情况下进入这种燃脂适应状态。

其他饮食注意事项

在断食期间，健康饮食意味着注重平衡。你不该在一顿餐食中特意添加脂肪并以为这无所谓。比如，不要因为你知道摄入脂肪是健康的，就在猪排上多放黄油。没错，猪肉中的脂肪是有益的，黄油中的脂肪也是有益的，但你的身体不需要额外的脂肪。你的身体不会因为有多余的脂肪存在就去燃烧它们。

蔬菜也应当成为你餐食的一部分。多吃蔬菜，并尝试一些不同的品种。生长在地面上的蔬菜，包括花椰菜、西蓝花、卷心菜、抱子甘蓝、羽衣甘蓝、散叶甘蓝、白菜、菠菜、芦笋、西葫芦、茄子、蘑菇、黄瓜、洋葱、甜椒和生菜等，这些蔬菜富含人体需要的维生素和矿物质。当你想吃水果的时候，可以吃牛油果和橄榄，它们富含健康的脂肪，但每天吃莓果的次数不要超过一次。

远离加工糖和加工食品，我想反复强调这一点。不要吃糖果、曲奇、薯条或苏打水。如果你看到食品的包装上标注着数十种成分，别吃。尽量选择新鲜的、整个的食材，口渴时记得喝充足的水。我们常常把干渴误解成饥饿，因此永远记得随身带水，保持充足的水分会帮助你远离饥饿的痛苦。

食物就只是食物，不要在食物上寻找慰藉

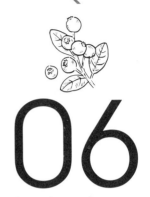

06

Prepare to Think Differently About Food

伊芙·迈耶 ——————————————

当我嚼着果仁糖块时，一团团温热的结晶糖像毯子一样铺在我的舌头上，好吃到让我翻白眼。我的快乐是如此纯粹，吃果仁糖可以和在树下找到一堆圣诞礼物相媲美。

我那时7岁，我甚至舔了我妈妈做果仁糖的调羹。

果仁糖是路易斯安纳州最出名的甜食，是用糖、炼乳、黄油、山核桃和其他一些秘密原材料做成的。在一个大锅中搅拌这种甜美蜜汁，直到它达到精准的温度，并散发出一种超越你最狂野的糖果王国梦想的诱人香味。我妈妈做的果仁糖非常好吃，所以她开了一家糖果店。多少个夜晚，在我父母下班回家、我做完功课后，我们就会围坐在桌边，把果仁糖装袋，贴上标签准备售卖，并将它们打好包准备运输。

这些一起度过的晚上，打碎的果仁糖散落在桌上，而我吃着这些散碎的糖块，就意味着家。那时候，食物并不是我的身体产生能量的来源，它代表着一种极致的快乐，代表着我和我最爱的人一起共度的美好时光。对我来说，食物是有情感的：在一切顺利的时候，这些美食让我心花怒放；在我妈妈生病时，它们又给我带来了苦中作乐的安慰。而这些根深蒂固的信念合在一起，让我胖了起来。在我刚开始断食的时候，我不得不放弃它们，因此我决定换一种方式来思考食物。

食物是为了提供能量

重新思考食物的第一步是，把食物看成一种潜在的能量来源。食物可以（而且应该！）给你带来味觉享受。另外，如果让罗斯阿姨的恶魔蛋、黎巴嫩碎羊肉丸和烤肉在每一次家庭宴会中消失，那简直太没有道理了。但这并无助于我把食物看成是爱的表现。一块块果仁糖碎块，并没有让家人之间的谈话更顺畅；而我嘴巴里的一口口食物，也没能传达出我对厨师的感谢。在我刚开始断食时，我得特意地、刻意地把食物看成能量，而不是别的什么东西，将它们和那些一直在我脑海中逡巡不去的更加复杂的场景脱离。

我还得反复告诉自己，我已经以脂肪的形式存储了足够的能量，断食会帮助我消耗脂肪。

食物对你意味着什么？

对我们许多人来说，食物是一种奖赏。在我家中，每当什么事情进展顺利时，比如考试得了 A、垒球打得不错、被选为乐队的独奏手、哪怕只是天气不错，我们就会埋头大吃一顿。食物一直是我的朋友，为我庆祝，并给我喜上添喜。

它从来不是一个三心二意的朋友。当我们不顺利时，它也会现身。比如那一次，我爸爸和我一起坐在马里兰贝塞斯达的美国国立卫生研究院，他对我微微一笑，拥抱了我，然后强忍着泪告诉我，他们正在给我妈妈检查，弄清楚她为何病得这么重。后来我们停下来在一家自助餐厅吃午饭，我吃到了世上最美味多汁的芝士汉堡，上面的波罗夫洛干酪堆得高高的。这个汉堡包将 8 年来的阴霾一扫而空，保护着我，让我远离内心最深的恐惧。

对很多和我一样的人来说，食物帮助他们度过了无聊或寂寞的时光。它就像一个朋友或一种消遣，填补了他们内心或日程上的空白。在我开始上大学时，我已经厌烦了像高中时代一样加入每一个社团，我也厌倦了把自己逼到极限。我只想懒散一些，而食物就成了我的朋友。我吃东西是为了让自己有事可做——我的双手在忙碌着，而我的大脑得到了愉悦。我就这样独自一人或者和朋友们一起吃啊吃，吃啊吃。在两个学期里，我就重了 23 千克。20 岁的我有 102 千克重，我发现我很难找到约会对象。我的自尊心一落千丈，我开始和一些不适合我的男人约会，因为我认为我只能找到那样的。这样下去当然不会顺利，但反正食物在等着我，没有什么痛苦是一个纸杯蛋糕不能解决的。就这样，到我更大一些的时候，我已经膨胀到了 136 千克，得穿 26 码的衣服。

食物当然不是我们的敌人，但我们也不该完全依赖它们，把它们当成最好的朋友、唯一的安慰、奖励或消遣。你该如何探索食物对你的意义呢？一个办法是回忆一下你极度放纵、贪吃的时候。是在你朋友的婚礼上吗？因为你太高兴了，所以你吃了 3 块蛋糕？还是在你亲爱的祖父的葬礼之后？前菜台上的蟹糕，是否是唯一一样能将你和悲伤隔开的东西？或者更简单，比如你坐在桌前工作，你想要吃点什么来分散一下注意力，因为你的大脑需要暂时停下你正忙着做的项目来休息一下。如果你和我一样，那么这些食物成为情感支持的时刻太多了，多得简直回忆不起来——也许是因为这些回忆太痛苦了。让我帮你把这个任务变得轻松一点。

你可以在某个星期日随便拿一本笔记本，在其中的 7 页加上书签，分别标上星期一至星期天。找一天开始写下你当天吃喝的所有食物和饮料，包括早餐、午餐和晚餐，以及两餐之间你吃的所有东西，把所有食物都记下来。在每顿餐食或小吃后面，记下你吃喝后的感受，还有你为什么吃喝这些东西。写下你的一切情绪和当时的状态，可以是最显而易见的一种状态——饥饿。你应该在吃完东西后立马记笔记，所以你可以拿一本能放在包里的小本子。或者你可以多准备几本笔记本，分别放在你家厨房、你的车里和办公室。也可以用你的手机来记录。也要尽量避免往前翻页、回头去看前一天或前几天的记录。保持诚实——不要修改！

在一周结束时，将你感受到的所有情绪都汇总在一起，根据需要来编辑内容，这样你就会看到："在我感到精神疲惫、效率低下的时候吃了 3 块奥利奥饼干，吃下后兴奋多了"的另一面，是"能量即便生效也非常短暂，很快又会思维迟钝，无精打采"。当你开始实践断食时，你可以试着去识别并处理这些和食物相关的感受，这样你就不会带着情绪去吃东西了。

找到让你觉得舒服的食物

在你断食时，选择适合的、健康的食物很重要，但说到哪些食物会让你觉得饱足、精力充沛，而哪些食物会让你变得懒洋洋的、让你的消化功能减缓，倾听你身体的声音，听从它的暗示也很关键。我发现，在手机上记录两份食物清单对我大有帮助，我可以随时添加其中的内容。我有一份令我感到舒服的食物清单，还有一份令我感觉糟糕的食物清单。你添加的内容越多，你就会越快地找到规律，那么你就可以据此列出一份购物清单，这份清单上都是会让你感觉很棒的食物。

在创建这两份清单一个月后，我希望你能回头看看它们。留着那份让你感觉糟糕的食物清单，并将其重新命名为"这值得吗？"。你可以再体验一下这些食物，看看它们的味道或者你对它们的反应是否改变了。比如，米饭以前在我的"这值得吗？"清单中，但最近我在日本吃了一小碗米饭，因为我很好奇，我想看看它是否有我期待的那么好吃，而且我认为这种尝试是一个可以接受的风险。幸运的是，那碗米饭还挺好吃的，没有给我带来糟糕的感觉！现在我把米饭纳入了我的饮食中，我会时不时地吃点米饭。另外，我最近也吃了棉花糖，因为它曾经是我非常钟爱的美味。我已经1年没吃棉花糖了（而且糖也吃得很少），结果我万分惊讶地发现，我一点都不喜欢棉花糖的味道！我还记得，我以前曾经一口气吃4包棉花糖，但现在我一口都不想吃了——多亏我把它从我的生活中删除了。

我的食物清单

令我感觉不错的食物：

生菜、培根、干酪、牛排、鲑鱼、牛油果、西红柿、草饲碎牛肉、蛋、香肠、鸡肉、西蓝花、覆盆子、莳萝腌黄瓜、金枪鱼、排骨、卷心菜、甜菊叶代糖黑巧克力。

令我感觉糟糕的食物：

冰淇淋、棉花糖、土豆、面包、香蕉、面粉、甘薯、重奶油、桃子、甜菊叶代糖酸橙派。

如果在你感觉不错的食物清单上并没有多少你真正喜欢的食物，那么是时候尝试更多种类的食物了。你不是来惩罚自己的，吃东西永远应该是一种享受。

梅根·拉莫斯 ——————————————

在古往今来的全球各地文化中，食物都在庆典期间扮演着重要的角色。假日需要午间盛宴，生日庆祝少不了蛋糕。后院的烧烤野餐、车尾野餐会、邻里之间的百味餐——食物是人们社交联系的方式。这完全没问题。好消息是，断食并不需要你避开这些特殊的场合。但如果我们每天都吃酒席、吃蛋糕，而不是偶尔为之，那么就会出问题。因为这说明我们已经越界了，从简单的享受美食变成了对食物上瘾。

当享受变成上瘾

"享受"和"上瘾"之间的区别并不明显。虽然人类从古至今一直在享受美食，但食物成瘾似乎完全是一个现代的问题。

随着人类在这个星球上的不断进化，我们喜欢上了营养丰富、能给我们提供能量的食物。它们既能整天给我们提供体力，也能长时间维持我们的生命。我们还学会了如何停止进食。如果我们的那些穴居人祖先变得太胖了，他们就无法生存了。他们将无法捕获猎物，无法避开狮子、老虎和熊等捕食性动物。我们这一种群的生存，一直依赖于吃饱但不多吃——不会因为我们能获取食物就吃个不停。

到了该停止进食的时候，人体的天然饱腹机制就会起作用。肋眼牛排这样的全食物味道鲜美，能提供长时间的能量和丰富的营养以供脂肪储存。但你能一口气吃下一块 1.4 千克的大牛排吗？怎么可能！一旦吃饱了，你就不想再吃了。一大块牛排中的蛋白质和脂肪激活了人体天然、强大的饱腹感信号，从而阻止我们吃下太多东西。即便水果等天生有甜味的食物，也有能够激活人体内的饱腹机制，让我们很难对它们上瘾。你上次听说有人会对苹果上瘾是在什么时候？或者有人对胡萝卜欲罢不能？这是永远不可能的。

现在很少有人需要为了生存而躲避捕食性动物或追捕动物了。相反，我们出现在食品杂货店中，扫视着冷冻食品区的那些食物。或者，我们坐在电视机前，身前放着一碗薯条。到处都是含糖饮料、甜品、薯条、薄脆饼干、白面包这样的加工食品，我们的整个现代社会已经对它们上瘾了。

不少食品在工厂加工时，被剥除了许多天然营养成分，包括蛋白质、脂肪和膳食纤维，它们可以绕过你身体的天然饱腹机制。这些食物不含脂肪和蛋白质，酪酪肽和胆囊收缩素等饱腹感激素并没有被激活，因此即使我们吃饱了，身体也无法发出信号。并且由于没有膳食纤维提供的庞大体积，我们胃部的牵张感受器不知道该如何回应。保留下来的成分基本上只有精制碳水化合物（葡萄糖）和糖，它们会让你的胰腺分泌出大量胰岛素，并将糖转化为脂肪储存起来。然后你的血糖飞速下降，而你的身体渴望更多的糖。这个循环不断重复着。

除了能避开天然的饱腹机制之外，一种食物要让人上瘾，必须是高回报性的。我们的大脑以类似的方式记录各种各样的快乐，无论快乐源自于精神药物、金钱奖励、性接触还是令人满意的餐食。快乐有一个明显的特征：可以促进伏隔核中神经递质多巴胺的释放。伏隔核是大脑皮层下的一簇神经细胞，这一区域被称为大脑的"愉悦中枢"。

海洛因等毒品会导致大脑中多巴胺的激增，糖也是这样。海马体（大脑中负责形成新记忆的部分）储存了这种快速的满足感，促使你想吃糖果、曲奇和碳酸饮料。

我们患上现代加工食品上瘾症并非是偶然的。为了确定盐、糖、脂肪和人工香料的精准组合比例，将食品的诱惑最大化，食品业用于研发的费用高达数十亿美元。他们在实验室里将这些食品炮制出来，把它们送到传送带上，然后包装完美地运输到你附近的商店。

我的客户们常常眼泪汪汪地向我坦白，他们宁可自己对酒精或毒品上瘾，也不愿对食物上瘾。为什么？因为如果是前者的话，他们能从朋友和家人那儿得到更多的理解和同情。当一个正在戒酒的酗酒者进行庆祝的时候，你不会给他买杯啤酒。在一个吸毒者痛心疾首地悔过时，你不会用一针海洛因来表达你的怜悯。但人们会告诉一个对糖上瘾的家伙怎么做呢？用糖来庆祝。食物是你最好的朋友，因为它让你感觉好极了。

有一些客户说，对食物上瘾比对其他东西上瘾更难戒，因为食物到处都是。比如，我有一个 62 岁的女客户，她正在戒毒、戒酒。在她 20 多岁时，她曾去过两次戒毒所，通过门诊治疗，她成功戒了毒。她说，在她的成瘾史中，没有一种东西和糖一样难戒。因为当她走进一家咖啡馆时，收银机旁没有海洛因，但却放着马芬蛋糕和小甜面包；当她去教堂时，在接待处没有可卡因，但放着很多曲奇和蛋糕；她去看她妈妈时，她妈妈不会强迫她喝下一杯酒，但她实在无法让她的妈妈明白，感恩节的时候她不想吃南瓜派，因为这会要了她的命。所有这一切都在推波助澜，导致她超重 73 千克，并成了一个需要注射胰岛素的 2 型糖尿病患者。

由于她有很长的成瘾史，她能理解并认识到自己对糖和食物上了瘾。为了自己的健康、幸福和家人，她决心戒除自己的食物成瘾症。她改变了自己的饮食，但在一次又一次旧瘾复发、大吃大喝后，她终于明白，她永远也做不到只吃一片薯片或一块蛋糕。现在，她的生活中再也没有了那些会诱发她上瘾的食物，她成功逆转了糖尿病，减掉了多余的 73 千克。

打破食物成瘾的重要性

在我职业生涯的这一阶段，我在和成千上万个希望自己变得更健康、成功减重的客户一起努力。很多客户告诉我，他们难以做出更明智的食物选择的原因是：他们的家人、朋友和同事在向他们施压，让他们吃一些他们想要竭力避免的食物，特别是含糖的食物。在给他们庆祝生日时，他们的配偶会说类似这样的话："我不相信你真的不愿尝尝这个蛋糕，这是我千辛万苦特意为你烤的。"而且总有一个亲戚或朋友会对他们说："哦，现在是圣诞节，吃几片曲奇没事的！"我很同情他们，因为我也能体会到这种为了取悦别人而被迫吃东西的压力。我妈妈就认为，每一次和我见面都是用意面、面包、椒盐卷饼和爆米花大肆庆祝一番的理由。在我对食物上瘾的那些日子里，这些食物都曾经是我的最爱。

大多数人并不明白，对糖上瘾有多么危险。研究表明，糖和肥胖症、心血管疾病、癌症以及其他多种慢性疾病直接相关。没错，你的大脑已经习惯将加工食品和瞬间的快乐、幸福感、归属感联系在了一起。放弃这些食物，哪怕只是一次短时间的断食，似乎都是无法想象的。

和历时 10 年之久的心理治疗相比，也许戒糖更能让你看清自己、看清自己的人际关系。我一直没有认识到这一点，直到我自己做出了重大改变。但事实上，我知道食物会给大脑带来愉悦，这一认识影响了我的整个童年。我的父亲通常会在承受了一天的压力后，满脸通红地回家，他的眼中满含怒气。在到家后 1 小时左右的时间里，他会避开我们这些孩子，因为他不想把不快发泄在我们身上。我的母亲会静静地准备一杯巧克力奶、一盘意面和一袋薯片。她把这些吃的拿给我父亲后，他就会坐下来，默默无言地吃下它们。

在我的父亲吃完了这一大堆给他带来慰藉的碳水化合物后，他会急切地想听听我们这一天过得怎么样。作为一个小孩子，我能清楚地看出来：美食会让爸爸的心情变好。高度加工的精制食品是我们一家人的朋友。

会让人上瘾的十大食物

2015 年，一组研究人员打算找出最容易让人上瘾的食物，并给它们排序。研究人员让 500 个不同年龄的调查对象列出哪些食物会触发类似上瘾的生物和行为反应。这些食物十之八九都是完全用加工过的原料做成的，这一点也不奇怪。

他们得到的结果如下。

1. 比萨。

2. 巧克力。

3. 薯片。

4. 曲奇饼干。

5. 冰淇淋。

6. 炸薯条。

7. 芝士汉堡。

8. 汽水。

9. 蛋糕。

10. 干酪。

克服食物成瘾症，改掉不健康的习惯

习惯的形成有三大要素：线索、常规活动和特定奖励。线索（比如压力）会触发常规活动，从而带来奖励——让你感到放松或快乐。比如，你可能不喜欢拜访你的亲家，因此每次你不得不去他们家时，你都会先到厨房里转一转，吃点甜的或咸的零食。这些高度加工的食品激活了你大脑的愉悦中枢，你的大脑中涌现出一种快乐感，它压倒了即将去你避犹不及的亲家家里的压力。常规活动（在这个例子中是吃东西）是介于线索和奖励之间的极其重要的媒介。如果你删去了常规活动，或改做一些别的事情，你就能避开你即将感知到的奖励。

线索是多种多样的，有的线索是积极的，比如要结婚了、在度美好的假期或得到了梦想中的工作；有的线索是消极的，比如工作压力、悲伤、孤独和疾病。但无论线索怎样，常规活动永远不变：吃高度加工的精制碳水化合物。让我们来庆祝一下——吃冰淇淋！我觉得很伤心——我们去吃点冰淇淋！想要改变我们的习惯，就必须改变我们的常规活动。奖励（感到愉悦）并不需要我们吃下高度加工的碳水化合物或甜食。

我花了不少时间给我的客户们提供建议：改用其他办法去获得真正的奖赏——让他们感到放松和快乐，而不需要依赖食物。我会用两大策略来帮助他们打破这个循环。第一，每次想吃甜食时，用脂肪代替糖。脂肪会向我们的大脑发出信号：我们很舒服，我们吃饱了，并会抑制我们的食欲。第二，断食。断食同样有助于调节我们的激素，让我们能重新控制我们的食欲，而且它也给我们带来了自由。很多客户告诉我，自由是断食带来的第一大好处。

我曾经帮助过一个 52 岁的管理人员，他叫彼得。彼得生长在一个意大利家庭中。在他读书时，他大部分时间都住在自己家里。如果他一天过得不太顺利，他的妈妈会做他最喜欢吃的意大利千层面和蛋糕。如果他一天过得不错，她也会做同样的好吃的食物给他庆祝。这种情况和我的大多数客户及他们的家庭相仿。彼得对食物的依恋不是一种上瘾，而是一种根深蒂固的习惯。我们一起努力，去寻找其他能在成功时为他庆祝、在失意时给他减压的办法。经过三个月的策划、多次尝试和失败后，他找到了一个不错的模式。他会用一块美味的肋眼牛排来奖励自己，或者是用培根熬出的油烹制的培根和蛋奖励自己，而不再吃蛋糕和意面。他尝试去高尔夫练习场、上拳击课、参加冥想静修、打太极等，最后他找到了能让他平静下来的一些活动。他不再埋头吃喝，而会用一根新的高尔夫球杆来为自己庆功，或抽空给女儿打个电话来分享好消息，以此来犒劳自己。

如果在某个工作日，我的压力很大，而且我正在断食，那么我不需要吃午饭。我会在午餐时间散一会儿步，这将帮助我缓解压力、改善心情、补充能量。这样做也能让我获得来自阳光的维生素 D，而如果我留在办公室的用餐间里，就无法获得这些维生素 D。午饭时间结束后，我头脑清醒地回办公室工作。在花时间做了一些对自己的身心健康有益的事后，我感到精力充沛、

精神焕发。断食给我带来了自由，让我能为自己做一些事，也能和别人保持
联系。

其他能给你带来奖励的常规活动

- 做一次按摩。
- 舒舒服服地洗个泻盐浴[*]，并加点薰衣草油。
- 健身。
- 做一次美甲护理或足部护理。
- 去看电影。
- 约朋友喝咖啡。
- 给朋友打电话。
- 收听新播客。
- 读一本书。
- 出门散步或骑自行车。
- 处理完一个你一直在逃避的烦人任务。
- 冥想。
- 列一份感谢名单。

　　你不需要为了讨好你的配偶或者家人而吃东西，你也不需要为了处理不
愉快的事而吃零食。我的丈夫和我会一起去徒步旅行、玩棋盘游戏或者玩拼
图，但不会为了增进感情而吃东西。找到你自己的常规活动，以此代替吃垃
圾食品的行为。

---

* 泻盐浴能够帮助舒缓神经并起到缓解压力的作用。此外，泻盐浴治疗轻微扭伤和瘀伤
也很有效果，用添加泻盐的热水浸泡伤处能缓解、减轻肿胀和疼痛。

　　充足的准备是成功的关键。我会让我的每一位客户写下他们的线索和期望得到的奖励，然后列出他们能做的、和食物无关的常规活动。比如，有些客户会说，他的线索是在结束一天紧张的工作后回到家中，而他期待的奖励是食物。我也许会建议他先不要忙着吃东西，而是到户外去走一走。重新定义奖励是他们成功之路的第一站。列出你自己的常规活动清单，将它放在你的钱包、手袋或公文包中，把它贴在你家的冰箱上。你要记住：成功绝不是什么意外。如果你有计划，你就能取得成功。

　　现在你已经理解了断食背后的科学，知道了该吃哪些食物、该避免哪些食物，以及如何换一种方式思考你和食物的关系。让我们保持正确的心态，开始制订那个计划。是时候驶入断食的车道了！

准备断食

Prepare to Fast

2

CHAPTER

为你的断食之路
设置目标
Ready, Set, Goal!

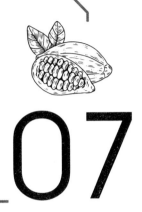

07

伊芙·迈耶 ————————————————

你即将开启一段激动人心的旅程。你也许会感到紧张，又有点急切，你在等待起跑的枪声响起，这样你就可以开始挑战了。如果你与我们这些已经和体重、健康问题缠斗了多年的人一样，你也许会对未来的路途感到忧心忡忡。

绝望和自我怀疑是我最熟悉的同伴了。它们与我如影随形，却不为外界所知。它们在我耳畔轻轻说着一些丧气的话。它们提醒我，在我成年后的绝大多数时间，我没能吃得更营养、让自己更健康。每当我想这次也许有转机时，它们似乎都会讥笑我的希望、嘲讽我的想法。自我怀疑在我耳畔唠叨不休，它在问我："既然这几十年来，你一直在往嘴里塞各种吃的，那么你凭什么认为你能成功断食？"

是时候消除这样的念头了，无论你过去尝试过多少限制热量摄入的饮食方案……没错，这次你一定能做到。

记住：问题并不在你的身上。是你多年来收到的信息是错的，仅此而已。

在掌握了正确的知识后，你的身体就能自我康复。事实上，这可能比你想象的更简单，因为你的身心可能并没有你怀疑的那样残破。你也许会发现，你和我一样，虽然超重了，但比自己想象中健康。很多人的 2 型糖尿病迅速康复了，高血压缓解了，或以令人震惊的速度摆脱了药物。我的父亲就是一个活生生的例子。

在看到我丈夫和我断食后所取得的成效后，我父亲决定也来试试。他戒了糖（尽管我妈妈告诉我，他还在吃冰淇淋或曲奇饼干，至少每周要吃一次），少吃了很多面包、意面和土豆。他采用的是一种简易断食法——大多数日子不吃早饭、少吃零食，结果第一个月他就减掉了 6.8 千克。

大约 3 周后，我爸爸感到头晕目眩，车也开不了了。他去看医生，告诉医生他头晕，并且他在断食。随后他告诉医生，他的体重减轻了。另外，虽然他的高血压有所改善，但他仍在服用医生开的降压药。

医生让他立刻停止断食，但应吃健康的食物并少吃一点。医生还认为，他可能得了眩晕症，所以给他开了另一种药，并建议我爸爸去找个专家看看，帮助解决问题。

我妈妈很担心我爸爸，但她对医生眩晕症的诊断表示怀疑。她的丈夫会突然得这个他从没得过的病吗？这让她觉得有点可疑。她觉得更有可能的是，头晕和他选择断食、改变饮食有关系。事实证明她是对的。受到断食和低碳饮食的影响，我爸爸的血压在这 3 周里飞速下降。这意味着，他现在服用的药量超过了他需要的药量，所以他出现了头晕。我爸爸把他的高血压药剂量减半，并继续他现在的饮食方式、继续断食。在接下去的一周里，他不再头晕了，他决定取消和眩晕症专科医生的预约。他也没吃储藏柜里的那些治疗眩晕症的药丸。

又过了几周，在每天 3 次仔细检测血压后，他能完全不吃高血压药了，并且 20 年来第一次将体重降到了 104 千克。

他是怎样取得这一改变人生的巨大成就的呢？因为他从一开始就设定了

一个强有力的目标。我爸爸喜欢滑雪胜过世上的一切，然而由于体重超重并患有高血压，他已经多年没有上过滑道了。他告诉自己，如果能让自己的体重降到 100 千克左右，他就去滑雪。现在他正在策划他的滑雪之旅！

我们都听过的关于断食的谎言

- **断食会让你生病。**恰恰相反！断食能降低罹患心脏病、癌症、2 型糖尿病和高血压的风险。
- **断食会让你的血糖骤降。**你的身体能非常好地调节血糖水平，因此你的身体由于低血糖而出现负面反应的概率很小。
- **断食会减缓你的新陈代谢。**没有研究表明断食（甚至是持续 3 天的断食）会抑制新陈代谢率。
- **你会饿死。**这是我最爱提的一点！你曾少吃过一顿饭吗？看看发生了什么。你并没有死。我知道你没死，因为你正在看这本书。

目标始自于你

如果你没有设定目标的习惯，那你是时候改变一下了。

很多人都喜欢在设定目标的时候，先把别人放入自己的算盘中。他们定下的目标是，他们读六年级的孩子这个学期能成为优等生，或者他们的配偶今年年底能加薪。什么时候我们变得这样忙着帮助别人了？我们忘了花点时间想想，自己真正想要的是什么。

现在我把时间留给你。你在看这本书，是因为你希望知道，如果把断食纳入你的生活，你的身体、心灵和人生会发生怎样的变化。你不妨先确定一下，你希望通过断食获得什么？什么答案都行。

当我开始这一旅程时，我只有一个目标：我想回归性感火辣的身材！

在我 45 岁开始断食之前，我上一次对我身材满意的时候，还是在我 18 岁时。我上一次穿两件式泳衣，好像已经遥远得记不清了。我很虚荣吗？有什么关系呢？我这么做是为了我自己，我的虚荣心在驱使我奔向这个目标。几个月后，我降到了 88.5 千克（足足减掉了 13.6 千克），我穿上了那件两件式泳衣。我的自我感觉好多了，比 20 多年来的任何时候都好。

你的目标是根据你的愿望和需求而定的，它对你能否成功至关重要。实现目标也许不能一蹴而就，也并非毫无压力，但任何有价值的东西，都是来之不易的。把断食这一技能想象成一块肌肉，你必须让它锻炼、休息和生长。有几天你能轻松自如地放松那块肌肉，而有几天做一些对它有挑战的锻炼。而在这个时候，专注于你的目标就变得重要起来。当你连续几天都不太顺利时，你也许会想："这真的值得吗？"你的目标会提醒你，你为什么会踏上这一旅程，并告诉你这是值得的。

目标变更

在我的这段旅程中，我的目标发生了改变。随着我对断食越来越有信心、不断学会新技巧、减掉更多体重，我开始发现，跟上我的丈夫、我 11 岁女儿的步伐比以前容易了不知道多少。多年来，我一直受到过敏、反复性上呼吸道感染和支气管炎的折磨，但现在我终于不再老是生病了。我不需要为了我的呼吸问题而经常吃药了。我不再隔三岔五地头疼了。我的牙齿也变得更健康了——这让我的牙医大吃一惊。

我感觉自己比以前好多了；我在体重秤上看到的那些数字，是我从 10 多岁后再也没看到过的；而且我现在为减重付出的心血，比以前少多了——这样的体验让我高兴得简直无所适从。但我知道我在做什么，所以我设定了一个更有挑战的目标：我已经知道身体构成成分（身体脂肪与肌肉的比例）对健康的重要性并不亚于体重，于是我下决心要将我的体脂率降低 5%。

这条道路有时会变得崎岖不平，因此我希望你能设定一个特定的目标（或最多两个目标，如果你非得这样做的话），一个能帮助你保持动力的目标。我知道，你一定想要完成很多事情，但将你的关注点缩减到 1 个或 2 个最重要的目标，会帮助你把注意力放在最终的奖励上，并减小你力不从心的概率。神奇的是，一旦你实现了几个小小的目标，你会发现，你的其他一些梦想也开始开花结果。比如，也许你的目标是将 A1C 检测结果从 7%（糖尿病水平）降到 6%（前驱糖尿病水平），那么一个让你意想不到的好处可能是，你脚趾的刺痛——这或许是一个经常出现的大麻烦——消失了。或者，你突然能轻松地走上一段楼梯了，不再上气不接下气。

你的目标应该是清晰、明确、具体的。比如，"我想多活动活动"是一个不清晰的目标（如何活动？何时活动？），而"我想走 5 千米路"就是一个清晰的目标。

人们在断食前和我分享的一些目标

- 摆脱治疗 2 型糖尿病的药物。

- 穿上新裙子去参加高中同学聚会。

- 完成一次铁人三项。

- 降低体脂率。

- 买没有弹性的裤子。

- 备孕成功。

- 少生病。

- 停止服用降压药。

- 穿非大码的高跟鞋。

- 能和宠物狗一起散步 1.6 千米。

- 别再犯偏头痛。

- 工作时能更集中注意力。
- 和孙子、孙女们玩耍。
- 减掉 ×× 千克体重。

在你明确了你的目标后，我希望你能把它们写在三个地方：你可以在一张纸上写下你的目标，然后把纸放在办公桌最上面的抽屉里；将它们草草地写在你家中的镜子上；把它们打在你的手机里，或用它做电脑屏保。每当你无意中看到自己的目标清单时，请你大声朗读三遍，并在每个目标前加上"我会"这两个字。你也可以在心中默念它们。

我们往往会把我们想要的东西搁置一旁，"过一天"再说，后来"过一天"延长到了几个月、几年。将你的目标放在心上，并每天提醒自己，能帮你强化这些目标。

梅根·拉莫斯

光是把你的目标说出来可不行，你得制订一个实现它们的计划，并坚持你的计划。那么是什么让我们站起来并采取行动，将我们的梦想变成现实？是动机。这是一种让你从停滞不前变得积极主动的力量。作为一个健康教育工作者，我想在这儿说说具体该怎么做。

你的动机是什么？

动机可以分成两种：内在动机和外在动机。内在动机指的是驱使人们行动的动力来自自我，且他们采取特定行动的愿望与他们的信念系统是一致的。

伊芙想要"变得火辣"和"觉得自己火辣"就是一个内在动机的例子。其他的例子包括让自己感觉更好、拥有更多精力、降低罹患 2 型糖尿病的风险，等等。

而外在动机指的是个体受到的刺激是外在的，但结果仍然是对个体有利的。外在动机的一个经典例子就是金钱。可能是想减少保健费用，或工作时更专注、更高效以求升职。目标和目标背后的动机是相对的、动态的，就和设置目标的人一样。因此你的目标是外在的还是内在的并不重要，重要的是，这个目标对你来说是强有力的。

作为一名健康教育工作者，我的一大主要目的就是找出每个客户的动机。他们是否生病了，并厌倦了病弱疲惫的感觉？他们是否在为支付医药费而苦苦挣扎？他们是否仅仅希望能悦纳真实的自己？我会花时间去了解向我咨询的每一个人，并找出什么是他们的动力。在我了解了他们的动机以后，我会把这作为一种手段，用以在这一旅程中激励他们。

有时，我会遇到自我动机和生活方式不相符的客户。举个例子，有一名女士告诉我，她想减肥，这样就能享受更多和家人一起共度的时光。糟糕的是，她说她唯一能和家人相伴的时光，就是吃饭的时候。问题是她快要不吃饭了！我和她一起想办法，为她寻找更多和家人共度美好时光的机会。过了几个月后，她已经养成了断食的习惯。

克服坏习惯，熬过艰难时刻

我们成功减肥的动力，往往会被坏习惯或生活中意想不到的曲折破坏。当我们的生活很稳定时，我们可以成功断食，并注意糖的摄入。而当我们的生活一团乱的时候，我们往往会再次沦陷，回归那些根深蒂固的旧饮食习惯。

我想了解让客户做出改变的动机是什么，这非常重要，其原因就在于此。比如，如果他们想要改善身体健康、能看着孙儿们长大，那么这个动机就能帮助他们继续获得激励，或者回到正轨。如果哪个客户告诉我，在他照顾孙儿时，总觉得自己有用不完的精力，我就会提醒他注意自己的这一动机，并帮助他在断食和自己的目标之间建立积极的联系。

我使用两大工具来帮助激励我自己。第一个激励工具是一张我 21 岁生日时拍的照片，照片中我穿着比基尼，和我的朋友们在迈阿密海滩一起玩耍。无论我去哪儿，我都会随身带着这张照片，因为，虽然我说过我的目标是快乐和健康，但和伊芙一样，我也想要漂漂亮亮的。我应该为此而感到羞愧吗？一点都不！我还随身携带着诊断我患上 2 型糖尿病的验血报告单。这一张纸当时把我吓了个半死。在过去的 9 年中，我曾经多次用它来提醒自己：不要在结束糟糕的一天后，独自吃下一整个大比萨。

一些简单的自我激励方式

- 有不少人通过断食实现了减肥和健康的目标，上网读读他们写的感言。
- 听听相关的播客，并把最激励人心的播客保存下来，在你需要加把劲时拿出来重温。
- 阅读一些关于断食的书籍，并记下那些激励你的页码，供日后参考。
- 随身携带一张写着你为何要做这件事的便条，如果哪一天压力重重、让你想放弃断食时，就把它拿出来看一看。
- 把以前的验血报告单放在身边，也能鼓励你坚持下去。

当你看不到目标时

几年前，我被诊断患上了极早期的宫颈癌。幸运的是，我所需要的干预治疗是最少的，3 个月后，它就像一场噩梦一样消失了。但在当时，它非常真实，骇人极了。每当我平时的目标不能给我提供足够动力的时候，我就会回忆这段人生至暗时期的种种感受，我就会想，有多少种癌症都和肥胖脱不了干系。

我开始和我的客户们分享这个策略。我惊讶地发现，竟然有那么多人的动力都源自于恐惧。也许他们并不担心自己会患上癌症，但他们也许在担心，自己会因为轻度的胸痛、患上前驱糖尿病或家族遗传病而不得不去医院。比如，一个名叫罗斯的客户曾经来找我们，在此之前，她因为髋部的医疗问题刚受到一次惊吓。罗斯 49 岁，身高 1.6 米，体重 82 千克。她刚做过髋关节置换术，在漫长、痛苦的康复过程中，她的体重增加了，最重时达到了 91 千克。在做完手术的 4 个月后，罗斯的体型在横向发展，而且她的髋关节脱位了。有个专家能解决这个问题，但他说，这将是一个非常艰难的过程。"为什么？"她问。医生直言不讳："哦，你有点矮。而且你的体重也是一个问题。"

罗斯再也不希望她的髋部出任何问题了，现在她在采用生酮饮食，并在条件允许的时候，实践 36 小时断食。她降到了 72.5 千克，她还想再减 9 ~ 11 千克。最棒的是，她说她的髋部再也没有麻烦了，她的骨科医生也为她感到高兴!

当我的客户们看不到自己的目标时，我提供给他们的另一个工具就是可视化想象。你可以想象一些积极的事件，比如如果你实现了目标，在现实生活中会有什么样的体验，这些体验可以是和家人一起享受更多的美好时光，也可以是穿着两件式泳衣躺在海滩上。你也可以想象一些消极的事件，比如你的医生告诉你一个坏消息——经诊断你患上了 2 型糖尿病。无论你所想象的人生体验是快乐的还是悲伤的，这样的想象能强有力地调动你的感官和情绪，帮助你继续专注于你的目标。

在我看着以前的验血报告单时，我不会只看那些数字、想靠它们来激励我。我会试着回忆，当我看到这样的结果时，我的感受是什么样的。当我的医生给我带来这些坏消息时，她的面部表情是什么样的？听到她声音中的沉重，我又是什么感受？我仍然还记得那种脊背发凉、眼泪在我的眼眶里一直打转的感觉。当我想吃一包椒盐薄饼时，这样的回忆足以让我继续坚持断食。

确定先后顺序

当我和客户打交道时，我最头疼的一件事就是：他们往往设立了太多的目标，并因此在自己还没真正做好准备时，就迫不及待地尝试某一种断食方案。比如，他们也许希望自己能减掉 70 千克、不再服药、逆转 2 型糖尿病或避免家族遗传的阿尔茨海默病。这些都是很不错的目标，但他们不可能一次达成所有的目标，无论他们有多努力。

我会让客户们确定这些目标的先后顺序，为此我会问他们两个问题："什么东西对你的威胁最大？""你的断食'肌肉'有多强壮？"大多数人都明白，只有先减重，才能逆转 2 型糖尿病，而只有逆转了 2 型糖尿病，他们每天的服药量才能减少。如果他们不能减少服药量，他们罹患与代谢相关的癌症和阿尔茨海默病的风险就非常高。因此，糖尿病是可能会首先杀死他们的疾病，也是他们需要首先关注的疾病。

但这些心急的客户不能也不该马上去做全天断食这样强度太大的事情，很多人以前从没尝试过超过 2 小时的断食，而那样的断食基本都是为了验血。因此，立即进行连续 24 小时的断食绝对不是轻松的事。在确定了先后顺序之后，你可以集中精力去做一件事，这能帮助一个心急的人慢慢地步入断食生活。你可以选择每周 2 天（不连续的 2 天）不吃早饭，然后逐渐增加断食的次数。

正如伊芙所说，我鼓励你写下一个目标清单，并列出先后顺序。那些最成功的人，只会集中精力做一件事。而且他们明白，试图同时做几件事会不可避免地招致失败。你不会想拿自己的健康冒险，所以请你耐心一点，并持之以恒地做下去。如果你能做到这点，你就能实现目标。

CHAPTER

处理有碍断食的
东西，让家人们
都加入

Get Your House in
Shape and Your Family on Board

08

伊芙·迈耶 ————————————

现在你的目标很明确了，而且你已经明白，什么样的食物能给你提供能量，什么样的食物会让你脱轨。怎样才能给自己带来最大的胜算呢？一部分答案就在你舒适的家中。

清理你的住宅

是时候好好打量一番你的生活空间，并彻底打扫一下了。检查一下你的冰箱、碗橱，还有你的爱车、办公桌抽屉——任何一个你每周会逗留超过 1 小时的地方。你想摆脱含糖食品和加工食品，在绝大多数时间里，你已经下定决心，再也不吃它们。但这些诱人的、恼人的小东西是如此唾手可得，说不定在你还没有意识到的时候，它们已经魔法般地进入你的嘴里了。

先从你的厨房开始吧。找到所有你已经决定戒除的食物，然后在 24 小时内处理掉它们。把食物银行愿意接受的食物捐掉，把剩下的送给家人或朋友。我知道这会让你那颗热爱美食的心枯萎，但如果你不能在 24 小时内把这些食物送出去，我希望你能把它们扔了。为什么？因为那些你已经认定对你有害的食物在你家中的时间越长，它最近进入你的嘴巴中的概率就越大，那么你就会把你的目标往后拖延 1 天、1 星期或 1 个月。

在你清理了你的厨房和食品储藏室后，你需要在你家中的其他房间里重复这个过程。看到那个糖果盘了吗？处理掉它，用你喜欢的鲜花或纪念品取代它。接下来该检查一下你的手袋、背包、储物区、汽车和车库里的物品了。清除所有那些你为了不时之需而准备的东西。你也许在想："我基本上不吃冰淇淋了，但我仍然打算偶尔吃一点。反正它在车库的冰柜里，离我远远的。我为什么要把它扔掉呢？"你的目标是，让自己更难吃到那些你只想偶尔吃吃的东西。吃一大桶你花 5 分钟就能从车库中拿来的冰淇淋，比吃一勺你得开车 15 分钟去店里买的冰淇淋容易多了。多花的力气会迫使你再考虑一下，你是否真的需要那个冰淇淋。

和别人一起生活或工作

如果你和那些饮食方式与你不同的人一起生活，你很可能无法摆脱他们的食物。然而，有好几个办法能让事情变得简单一点。把你的食物和他们的分开，无论是放在冰箱里的、食品储藏室中的还是别处的食物，分清这些吃的是谁的。如果你可以把它们用铝箔纸盖上或放在零食箱中，那就动手吧。眼不见，心不烦。

你要把你的食物放在最显眼的位置。对于冰箱里的食物，把蔬菜放在漂亮的碗里或你觉得赏心悦目的盘子里。对于食品储藏室里的食物，把它们摆放整齐，将所有健康的食物放在透明的玻璃容器中。把写有你名字的标签贴在你要吃的食物的外包装上，如果你是一个"优等生"，在厨房里放一块白板或用你的手机进行记录，制订一个未来几天或者几周的饮食计划。

接下来，我们来检查一下你的工作场所。如果你在家办公，你已经知道该怎么做了。打开你书桌的抽屉，处理掉那些薯片、格兰诺拉燕麦棒和糖果棒。事实上，你应该清理掉你办公室里的一切食品。如果你在外面工作，走到大伙共用的办公室冰箱前，扔掉那些你还没有带回家的食品。任何一个你给自己储备了零食的地方都要这样处理。你是否常常在去洗手间时会经过的休息室中拿椒盐薄饼吃？下次在你想要去洗手间时，换一条路走走。在下一节中，我将向你说明不吃零食的重要性，并向你展示该如何做到这一点。但就目前来说，你只需要知道，为新的习惯铺平道路，对你能否成功断食至关重要。

让你的家人也成为你的队友

如果你是单身人士或独居人士，没有室友、小孩或伴侣，那么恭喜你，你可以跳过这一步了！

我还记得那些单身、没有小孩的日子是多么美好，一个人霸占整张床，周末睡到 10 点，电视遥控器归我一人！但后来一件又一件事发生了：结婚、有了女儿、离婚、又坠入爱河、再婚、养了一只小狗。很多人都和自己的室友、配偶、朋友、父母、孩子或身兼多个身份的人共享我们的生活，每天都是这样。

那些和你同在一个屋檐下的人，几乎总会影响你生活的方方面面。他们会对你吃什么、什么时候吃东西产生巨大的影响。现在你决定对自己的饮食做出一些改变，将你的计划告诉他们，寻求他们的支持，甚至邀请他们加入这一旅程，就显得很重要了。

你的同伴们可能早就养成一些你希望仿效的行为习惯了。也许他们在吃健康的食物，不吃零食，甚至也在实践间歇性断食。如果是这样的话，那么当你和他们分享你改变饮食的计划时，你很可能会发现，他们会微笑着支持你。

在有的家庭中，一家人在一起生活，但很少一起吃饭。每个人的生活不一样，孩子要上学或有其他的安排，因此一家人几乎没法在一起吃饭。如果你家的情况也是这样，那么你就不太需要获得他们的理解和支持。但如果你一天中至少有一顿饭和家人们一起吃，那就需要征求他们的意见。虽然断食是你个人的决定，而且你完全有权利决定何时开始断食，但有可能会出现各种问题和不同的意见，你最好提前做好准备。

你的伴侣通常是关系的中流砥柱，因此最好先和他 / 她聊聊你的全新饮食计划。要记住，你们不一定非得闹得鸡飞狗跳。在你刚开始断食的时候，你只不过想试试水，因此没必要马上向你的伴侣宣誓：在往后余生你都会每隔一天断食一次。所以慢慢来、轻松一点，就像尝试断食一样。告诉你的伴侣：你的目标是什么，还有你想从对方那儿得到什么样的支持。看看下面这两个例子：

"弗兰克，我想把血糖降到更健康的水平，所以我想在饭后少吃一些零食。我打算以后少去店里买零食了。如果你想要我帮你买什么零食，那么你跟我说一声。"

"苏西，我正在努力减肥，工作日我就不吃早饭了。不过早上我还是想和你一起喝杯咖啡，但喝完后我就要准备上班了。你能原谅我这段时间工作日不吃早饭吗？"

有的伴侣很乐意为你打气，鼓励你实行新的饮食方案。有的伴侣可能会有所顾虑，或询问更多信息。听听对方有什么顾虑，认真地对待他们，并详细地回答他们。如果他们问了一个关于食物或断食的问题，是你无法回答的，那就告诉他现在你也不确定，但你很快会让他们知道答案。接着你可以去查证一番，并将你的发现和你的伴侣分享。我们的网站 fastinglane.com 是一个不错的起点，上面有不少博客、文章和播客，能让你学到知识，并学以致用。你也许需要反复做功课！我选择这种新的生活方式已经快 2 年了，但我还在不断学习新知识。

出于对你的关心，你的伴侣可能会感到担心，这是可以理解的。我难以想象，要是几年前我的伴侣告诉我，他打算少吃几顿饭，我会如何回答他。我可能会担心他的心智和健康是否出了问题。我会警告他，他的新陈代谢会变得缓慢（事实上并不会！）。如果你的伴侣质疑你、盘问你、问长问短——就像我以前会做的那样，不要感到懊恼。听听他们提出的问题，有人那么关心你，你应该感到高兴。把这当作一个学习的机会，找到那些你还没来得及探索的问题的答案。

其次，你该想想这些变化将对你的伴侣产生什么样的影响，并主动把这些问题提出来。或许你负责在家里做饭，但你有几天晚上不想吃晚饭。你的伴侣也许会考虑，这会给家里的其他人带来什么影响，这是合情合理的。尽早预见到这个问题，并在对方问你之前先说出来，然后想办法找到对双方都有利的、创造性的解决办法。看下面这个例子：

> "这段时间，我打算每周二基本上不吃晚饭了。周一我会多做一些吃的，吃不完的留到周二晚饭再吃。周二你陪孩子们吃晚饭，我去遛狗怎么样？"

我猜你的伴侣可能会向你提问、表达关切、不赞同你的某些方法、感到好奇，甚至有时会反对你提出的改变。或许有时你运气不错，你的伴侣决定加入你，和你一起尝试新生活。这当然会让生活更轻松，但如果他们并没有这样的打算，不妨邀请他们尝尝你打算做的那些更健康的新菜肴，让他们逐步地适应起来。你可以邀请他们和你一起去健身房锻炼，或者甚至和你一起不吃早餐。当然，你的伴侣有权拒绝你的提议，这时你得尊重他们的决定，这点很重要。如果你的伴侣超重了或出现了和体重有关的健康问题，你一定会感到心烦意乱，这点我能理解。你也许会想："解决方法明明就摆在你的眼前！"但我们不能强迫别人去做出他们自己并没有选择的决定，包括对我们的伴侣。

在你积极做出改变的过程中，你也应该得到伴侣的善待。他们可以质疑你，但如果他们阻碍你进步，那就不对了。如果你的伴侣全程并没有给你支持，我建议你清楚地向对方表达你的需求。你可以这样说："我做这些改变是为了让自己更健康。你的爱和善意将是巨大的帮助。"

在任何过渡时期，对我们身边的人耐心一点，这点很重要。决定做出改变的是我们，不是他们。我们都很容易对我们的伴侣吹毛求疵，我发现这往往是因为我们习惯于对自己吹毛求疵。我们很容易用自己头脑中听到的那个残酷的声音来对待我们的伴侣。你也许会发现，如果你能对自己宽容一点，一切就简单多了。

梅根·拉莫斯 ——————————————————

很多夫妻决定一起断食，如果双方都能坚持自己的计划、不偷偷摸摸地吃东西，并且在情感上互相支持，那么这对双方都有益。然而，如果和自己的丈夫或妻子决定一起开始尝试断食，你得小心，因为你们的减重模式可能是完全不同的。

男女断食的差异

绝大多数与我合作过的女性都已尝试过各种节食法，比如珍妮·克莱格体重管理、慧俪轻体和果汁排毒法。所有这些减肥方案几乎都有一个共同点：它们聚焦于减少热量摄入、增加热量消耗。这些女士一次次遭遇失败，变得意志消沉、精神沮丧。不仅如此，持续的节食破坏了她们的新陈代谢，她们的基础代谢率还降到了最低水平。

而我第一次见到的那些男性，则完全相反。这些男性也许重了 10 千克、25 千克甚至 50 千克，但他们并没有尝试过太多的节食法。他们不是完全忽略了自己体重增加这一事实，就是拒绝接受这一事实。和他们的女友或妻子不同，他们并没有痴迷于减掉多余的体重。因此，他们的新陈代谢仍然很旺盛。

女性的激素比男性更复杂，这让平衡激素变得棘手，而调节激素是启动断食的过程。新陈代谢差异巨大的夫妻试图一起断食的话，会发现他们减重的速度天差地别。

冯博士和我观察到，刚开始尝试断食的男性和女性，分别会出现这样的情况：

* **断食第 1 周**：男性有望在第一次 36 小时断食后减掉 200 多克体脂，而女性只能减掉 100 多克体脂。
* **断食第 2～4 周**：男性每个断食日（断食 36 小时）能减掉约 450 克体脂。
* **第 4～6 周**：女性的新陈代谢跟上了男性的步伐，她们开始在每个断食日减掉 450 克左右体脂。男性开始趋向平稳，每个断食日能减掉 230 克左右体脂。
* **6 周后**：男性和女性每个断食日都能减掉 230 克左右体脂。

一般来说，男性断食 24 小时后减掉的体重，女性可能需要断食 36 小时才能减掉。这也许会让女性觉得沮丧，但如果你们作为一对夫妻或情侣能学会管理自己的期望，并知道你们最后都能殊途同归地达到目标，就能避免沮丧不安的情绪。尽管男女减重的方式不同，但夫妻或情侣往往会发现，一起节食、断食比自己独自去扛容易，只要别忘了不断教育自己、保持交流就行了。

冯子新博士 ———————————————

在断食期间，还会出现其他一些激素变化，其中人类生长激素对女性的影响通常大于男性。在断食状态下，人体会分泌更多的人类生长激素、去甲肾上腺素和皮质醇。这三种激素被称为反调节激素，当人体不能从食物中获得糖分时，这些激素有助于提高血糖水平。人类生长激素是机体处于睡眠状态时脑下垂体分泌的，它对儿童的健康成长至关重要，也有助于成年人保持肌肉和骨量。当一个成年人体内没有足量的人类生长激素时，他们可能会产生更多的体脂，失去更多的骨量和肌肉。

在断食期间，人类生长激素的分泌会大幅增长。事实上，根据 1988 年的一项研究，断食 2 天能帮助你产生 5 倍之多的人类生长激素！这对男性和女性都大有裨益。因为与更为消瘦的肌肉、骨瘦如柴的身体相比，强壮结实、瘦而健康的身体更有益于健康。此外，450 克肌肉的密度比同等重量脂肪的密度大，因此，当很多女性在一次断食之后站到秤上时，她们会无比惊讶地发现，尽管她们的裤子对她们来说变大了，但她们的体重并没有减轻。

我发现，相对来说，男性不太关心这些问题。他们不会频繁地去称体重，他们并没有那么在乎自己的体重。但女性却不是这样，女性更容易对体重感到失望。

我想送一句话给正在看这本书的女性：你不必太担心。正如梅根解释的那样，随着时间的过去，女性减重的速度会追上男性。多亏了人类生长激素的作用，更强壮、更结实的肌肉和骨量能锦上添花，赋予你更健康的身体，而不仅仅是更苗条的身材。

性、妊娠与断食

Sex, Pregnancy, and Fasting

09

梅根·拉莫斯 ————————————

如果消化吸收、体重增加、脂肪储存、脂肪燃烧、肌肉和骨量生长，在一定程度上都受到激素的控制，那么"那些"激素如何呢？你知道我在说什么：当你和自己喜欢的人在一起，你感觉到的那种在你的血管里喷涌、驱使你成功繁殖后代的激素。当你启动了断食生活方式后，你应该准备暂停性生活或者推迟怀孕计划吗？根本不需要。如果有什么不同的话，那就是你该做好准备，你会重燃欲火。另外，我们不建议你在怀孕期间断食，但断食有助于为怀孕铺平道路。

断食与性激素

一些女人担心，断食会耗尽她们的精力，导致她们的性欲一落千丈。事实往往恰恰相反。由于断食有助于调节所有激素，所以女性会发现，断食实际上会增强她们的性欲。断食也会提高阴道的湿润度，这将让许多女性比以前更享受性爱。

但是，别指望这些变化会在一夜之间发生。断食对性的积极作用通常会在坚持断食的头 3 个月中出现，无论你的断食是坚持每天不吃早饭，还是每周 2 次的 36 小时断食。持之以恒是关键：定期断食能帮助激素水平保持稳定，而放弃断食会让激素水平出现波动。

的确有一些女性会因为断食而出现性欲下降，但这种情况很少，而且其原因往往是：在她们吃饭的那些日子里，摄入的膳食脂肪（牛油果、橄榄油、椰子油和多脂鱼等天然脂肪来源）或钠不足，导致营养缺乏。钠含量回归正常后，性欲一般也会恢复或增强，虽然这也许需要 4 ~ 6 周的时间，但具体取决于个人的配合度以及个人特定的生理状况。

钠的摄入量因人而异，因此我建议你在吃饭的那些日子里，根据自己的口味在食物中加盐。在断食的日子里，你可以吃一些不含糖的泡菜，或者在饮用水中加盐，或先吃一小撮盐再喝水，这些方法都能奏效。你平均每天需要 1 ~ 3 茶匙盐，但如果你有高血压等疾病，你也许需要避开食盐，具体的情况请向你的医生咨询。如果你发现，改变食盐的摄入量对你的性欲没什么影响，那么显然你当前摄取的量正适合你！

冯子新博士 ——————————————

关于性激素和断食关系的研究几乎是一片空白，因此梅根、伊芙和我只能根据我们的个人经历，以及我们这些年来遇到的客户的情况来谈谈。

断食有一个令人高兴的附加好处，就是它也许能帮助一些女性怀孕。在断食前，一些女性由于罹患多囊卵巢综合征等疾病而无法怀孕。高水平的胰岛素致使卵巢分泌的睾酮增加，最终导致多个囊肿的不正常生长。断食能通过降低胰岛素水平来帮助机体逆转这一病症。

本书引言中提到的那位多囊卵巢综合征患者詹妮弗，证明了断食能缓解这一病症，并使其成功怀孕。所以，当客户问我"我在备孕，我还可以断食吗？"的时候，我的回答永远是坚定的"可以"。

通过帮助你减重，断食还能帮助你预防一些会在怀孕过程中出现的讨厌的并发症，比如妊娠糖尿病和高血压。尽管如此，为了助孕而断食的女性，应该密切监控自己的月经周期。一旦发现自己怀孕了，应马上结束断食，这点非常重要。怀孕是生命生长的时间，而断食限制了生长所需的营养物质。断食可能还会对母乳的质量带来负面的影响，所以我们建议那些正在哺乳的母亲不要断食。然而，在此期间进行限时饮食是完全可以的。限时饮食指的是在 8 小时的窗口时间内吃完三餐，并且戒除零食。

伊芙·迈耶

你也许会想，在一本讲断食的书里，怎么会有一章专门说到性？我明白，这些内容和有的人无关，但事实上，在冯博士和梅根的客户中，很多人都遇到了这个问题。我的一些最要好的闺蜜也遇到了这个问题，她们正在为是否断食而犹豫不决。她们想知道，如果她们断食的话，如何有足够的精力去做爱。她们很好奇，她们会不会因为头疼而失去兴趣，或者因为感到不适而失了兴致。或者，断食会不会让她们体内的激素过度活跃，导致她们过于情绪化和伴侣吵架。

我觉得自己很幸运，因为我和一个冷冰冰的帅哥感情稳定。我以为断食会让我变得暴躁易怒，失去兴致。天啊，我错了！断食赋予了我更多的精力。事实上，当我刚开始连续多日断食的时候，我有那么多的精力，以至于我经常辗转难眠。嗯……半夜 1 点头脑清醒地躺在床上，和她们的丈夫能做什么呢？我想你可以自己脑补一下。

关于备孕，闺蜜之间的私语

如果我那时就知道现在知道的知识，在我开始备孕时，我绝对会、肯定会进行断食。15 年前，我重 136 千克，是一个前驱糖尿病患者。我每个月都会生病，并且患上了多囊卵巢综合征。我当时知道，如果我想健康地孕育一个孩子，我必须把身体调理得好一些。因此我去找了医生，希望能找到解决肥胖的办法。我早已试过每一种节食法、体育锻炼和心理治疗，可结果都让人沮丧。我眼睁睁地看着自己越来越胖，越来越不健康。

我打算遵从医生的建议，去做减肥外科手术，主要是因为我想要个孩子。我选择了胃束带手术，它的确帮助我减掉了不少重量。然而，尽管轻了 36 千克，我仍然是前驱糖尿病患者，我还是经常生病，并且继续遭受着多囊卵巢综合征的折磨。因此如果我想怀孕，我必须向不孕不育科医生求助。

就我自己的这段经历而言，我可以毫无疑问地说，如果我早就听说、了解断食法，我一定会选择断食而不是去做手术。多亏了断食法，45 岁时，我终于不再是前驱糖尿病患者了，也不再受多囊卵巢综合征的折磨了。45 岁的我比 30 岁的我健康多了。在 30 岁时，我一天吃 9 次东西。

每个星期，我都会上网浏览一些别人的经历。我也常常收到女性朋友的来信，她们讲述了自己通过断食改善身体健康的故事，包括改善她们的生育能力。当然，断食并不是什么灵丹妙药，而且不孕不育是很复杂的，病因诸多，因人而异。但这个策略很少被提及，而我看到，它已经帮助了许多女性。

如果身患疾病或
正在服药，
请向医生咨询

Working with Your Doctor

10

伊芙·迈耶

20 多年来，为了解决我的体重问题，我一直在听从医生的建议，他们告诉我该吃什么、不该吃什么。我很听他们的话，因此我尝试了催眠法、心理治疗、针对暴饮暴食的康复治疗、有医生监督的减肥计划、限制热量饮食法、每日散步、注射生长激素、吃减肥药、3 次减肥外科手术。在一开始我总能减掉一些体重，但我总是感到饥饿、茫然、不满足。我的体重总会反弹，而且往往比从前更重。

数十年来，我每 2 个月左右就会得一次呼吸道疾病。我的支气管炎常常发作，我还得过几次肺炎。我有前驱糖尿病症状，而且我在接受相关的药物治疗。我和多囊卵巢综合征苦苦作战，如果没做肥胖外科手术或没有不孕不育专科医生的帮助，我就不可能怀孕。我经常服用抗生素和类固醇。我的头疼反复发作，至少每隔一天就会发作一次。我的牙医搞不明白，尽管我会定期做检查，并注意保持良好的口腔卫生，但我的牙齿似乎在飞快地腐烂。这一切让我不得不接受：我是一个免疫系统存在缺陷的患者。

后来我好了一些。当我不再采纳那些医生的建议之后，我的身体好转了。

我们先往后退一步，让我再具体说明一下。我知道，如果你想改善健康，你需要获得别人的支持。你的医生也许就是能帮你的人，特别是如果你患有需要采取药物治疗或常规护理的疾病的话。虽说向你的医生征求关于饮食的建议没问题，但相信你自己的直觉更没问题。

事实上，很多医生给出的营养方面的建议都很糟糕。当他们在医学院求学的时候，在他们随后多年的培训中，他们所获得的营养学方面的教育只有短短几小时——冯博士会证实这一点。那为什么让那些对饮食的了解并不比你自己多到哪儿去的人来替你做出关于食物的选择呢？

不妨思考一下，在你吃那些劣质食品时，你并没有征求医生的同意或者咨询其意见。当你吃下两块蛋糕后，你给医生打电话了吗？每次你在两餐之间吃东西的时候，每次你点了大杯香草拿铁加鲜奶油的时候，每次你在上班时又拿了一个甜甜圈的时候，每次你通过"得来速"快餐店的扬声器点餐时，每次你点了超大分量的饭菜或饮料的时候，每次你一天吃 4 餐的时候，你征求过医生的同意吗？

你很可能并没有。

如果在你多吃一餐之前，你并没有征求医生的同意，那么当你决定少吃一餐时，为什么要去问他呢？

你真的不需要那么做，除非根据医嘱你不能断食。

如果你决定先和你的医生谈谈，那你要做好准备，医生可能会告诉你，断食是一种流行风尚。我对此的回答是：如果断食是一种风尚，那它一定是一种经久不衰的风尚，因为人类已经有成千上万年的断食史了。你也得准备好，医生可能坚持让你停止断食，并让你去减少热量的摄入。到目前为止，这种方法对你一直很管用，不是吗？当然不是。为什么不先戒了零食，看看自己感觉如何？然后少吃一餐，看看这是不是你想做的事？如果你觉得这很有意思，你想再问问医生的意见，那就和医生预约。但我的建议是，在你需要医生给你提供和你的健康相关的、特定的重要信息或服务时，再去找你的医生。

什么时候该去看医生？

在你开始改变你的饮食习惯或将断食纳入你的生活时，你需要去看医生的几个合理理由如下：

- 你需要一份录有你的体重的病历，并需要你信任的医学专业人士为此负责。
- 你患有糖尿病、高血压或其他需要在断食过程中予以管控的疾病。
- 你正在服用的药物需要进行调整，因为此药是和食物一起吃的。或者你的体重减轻了，需要更改用药剂量。

当你去看医生时，要清楚你约见医生的原因是什么，并向医生说明你采取了什么行动，取得了什么效果，你的问题是什么。举个例子：

> "加尔佐医生，最近两个星期，我一天吃三餐，而不是吃五餐。我轻了将近 2 千克，我的血糖水平更接近正常了。我是不是应该调整二甲双胍的用量？"

看到了吗？这很容易！

我不是一个医生，我是一个经历了 20 年减肥失败才成功的人，在遵从我自己的内心、听从我自己的建议之后，我结束了那些苦难。我无法百分百地确定，断食就是你要的答案，因为只有你自己才能找到正确的路。我相信，如果你试过的其他方法都失败了，那么你完全有理由去试试断食法。我认为，你成功的概率非常高！

冯子新博士 —————————————————

有一些事情是医生擅长做的。开药是吗？是。做手术呢？是。帮患者补充营养和减肥呢？正如伊芙所言，答案是"否"。听到一个像我这样的专业人士亲口承认这一点，或许会让你目瞪口呆。但这一切都可归因于医生受到的训练，以及他们如何看待自己的能力范围。

医生受到的培训长达 10 多年，但很少关注营养学或另一个同样棘手的问题——如何减肥。医学院的标准课程体系中包含数小时的营养学教育，具体时长根据你在哪儿学习而异。通常来说，在医学院学习的 4 年中，医生能接受到 10～20 小时的减肥教学，而其见解之深刻程度大致和你手头最新一期的《大都会》差不多。少吃、多动、每天减少摄入 500 大卡，那么你每周就能减掉约 450 克脂肪。医生学到的就是这么一些老生常谈的东西，但研究已经证明，这老一套的建议是无效的。

当年我在多伦多大学和加州大学洛杉矶分校接受医学训练时，营养学授课的重点是维生素 K 的代谢途径，或维生素 D 在肾脏和皮肤中的活化途径。没错，也许你以为那是一堂营养课，但它实际上更接近生物化学课。我们也学习了一些关于疾病的知识，比如坏血病（维生素 C 缺乏症。几个世纪前，对于那些在茫茫大海上度过大部分时间的水手来说，这是一种常见病）和糙皮病（烟酸缺乏症）。关于坏血病的知识在考试时非常有用，但我诊断的上一个坏血病患者是在什么时候？嗯，这个患者从没出现过。这很可能是因为我是一个现代社会的医生，而不是一个加勒比海盗。

我是一个医生，我的大多数客户都想知道这样一些事情：应该多摄入一些碳水化合物，还是少摄入一些呢？多摄入一些脂肪，还是少一些呢？吃糖对身体有害吗？应该多久吃一次东西？怎样做才能减肥？对于这些实用的营养学问题，绝大多数医学院提供的教育培训比绝大多数健身中心或健身房还少。当然，每一位学医的学生都知道，肥胖是 2 型糖尿病等代谢疾病和代谢综合征的一大诱因，而这些代谢疾病增加了患心脏病、脑卒中、癌症、肾病、失明和截肢的风险。但这些都是疾病，医生受到的训练是用药物和手术来治疗这些疾病，而不是从源头着手、设法从根本上解决问题。

那么从医学院毕业后，情况会有所改变吗？没有，反而变得更糟了。从医学院毕业后，一名医生还要参加持续 5 年之久的专科培训、实习、住院医师培训和研究员培训。而在这段时间，并不存在关于营养学的正规课程。这又是让医生们明白减肥和他们没关系的 5 年。把减肥交给慧俪轻体、珍妮·克莱格体重管理和各种杂志就好了。减肥又不是真正的医学。

那么，你该和你的医生谈减肥的事吗？你会让水管工来给你拔智齿吗？你会让咖啡师给你检查视力吗？不会。很少有医生是营养和体重方面的专家。除非你目前正在接受医生对你所患的某一疾病的医疗护理，否则请你相信自己，对于你该吃什么食物，你能做出明智的决定。毕竟，这关系到你自己的健康。

肥胖不是一个人
意志和品质的写照
Letting Go of Shame

11

伊芙·迈耶

第一次把自己塞入塑形衣的时候，我在巴黎。

对于一个穿加大码的女人来说，巴黎是一个奇怪的地方。我去巴黎是为了在一次会议上发言，那些女性听众都很年轻、时尚，而且她们像麻秆一样瘦。这些魅力十足的生物们看上去是那么美丽、那么健康，而我……哎，我可不是这样的。把我 109 千克的身躯塞入塑形紧身裤的感觉，就像一根庞大的香肠被紧紧裹在了小小的外衣中。

我听闻全球各地的女性都在称颂这个牌子的塑形衣，说它们能隐藏你多余的赘肉，同时解决你的形象问题。我不禁对该公司的创始人和 CEO 感到万分佩服，竟然有胆量去做帮助女性变得更美、更加自信的生意。但我觉得在商店的试衣间里试穿塑形衣太尴尬了，所以我第一次穿上它们，是在我演讲前所住酒店的客房里。这场折磨历时整整 8 分钟，结果我发现，我买的尺寸太小了。

我尽量去忽略上衣的束带在不断往下卷的事实，当我穿上裙子时，我告诉自己，我能呼吸（其实我无法呼吸）。但我知道我的真实感受是什么。我即将站在一大群性感的法国人面前，不管她们吃了多少法国长棍、奶酪拼盘或马卡龙，似乎永远都不会重，哪怕一点点。尽管我是一个成功的作家和企业家，在内心深处我却因体重感到万分羞愧。

关于自尊的问题

自尊是一样令人难以捉摸的东西。你可以无比成功、无比自信，但超重的耻辱足以摧毁掉你的每一寸自尊。我就是这样。

在我成长的每一天，我的父母都会告诉我，我棒极了。他们说我与众不同，天赋异禀，能实现任何目标。我受到了良好的教育，在上学时，我在演讲、科研、写作和商务等多次竞赛中赢得了好名次。我还是学校乐队的鼓手，我在电台做事，并在高中的高年级被评选为"最勇于突破的学生"。

大学毕业后我做过不少很棒的工作。我能自己支付账单，还有多余的钱花，这让我非常享受。我这个来自小镇的姑娘去过洛杉矶、纳什维尔、纽约、新加坡和日本。这些年来，我开创了自己的公司，写了三本书，并被《福布斯》评为社交媒体领域第五大最有影响力的女人，我还和《财富》500 强的高管们合作。我生了一个可爱的孩子，经历了一次离婚，后来遇到了我梦寐以求的男人。在大多数人的眼中，我成功、幸运、才智非凡，但一直以来都有那么一件事，在告诉别人不要羡慕我。

在我成年后的大部分时间里，我很肥胖，而且还病恹恹的。

很多人和我一样。20 年来，我一直在竭尽全力地和我的体重、各种慢性病做斗争，我一直渴望摆脱那样的局面。而且一直以来，在我内心深处总有个声音在告诉我，我得接受事实，我就是一个失败者。我将极端的成功与极端的失败集于一身。如果说我和我认识的其他人一样的聪明、一样的勤奋，如果说我能克服生意中、生活中的障碍，获得成功，那为什么我永远是整个房间里最胖的人？我无法找到答案，这让我陷入了自我怀疑、暴饮暴食、羞耻不安、自我厌恶中。肥胖剥夺了我的快乐，迫使我成为割裂自己各种感受的专家。我一定是哪儿出了问题，对吗？

当然不对，我没有任何问题！问题出在我收到的那些错误的饮食建议上。肥胖不是我的错。随着你奔赴新的生活，一种会被断食改变的生活，是时候放下你的羞耻心了。

把羞耻心踢到一边去

放下羞耻心不是一朝一夕可以做到的，而且你个人特殊的感受和经历，也许已经深深埋在你的心底了。因此，你不得不付出巨大的努力，才能让过往翻篇儿。但你可以每天举行一些仪式，帮助你飞快进步，越来越悦纳自己。试着每天练习下面的一种或几种日常仪式：

1.　告诉自己，过去的已经过去了。每当你开始因不健康的习惯或行为而深深自责时，请重复这句真言。

2.　写下你自己的 5 个优点。什么都可以，比如有一头漂亮的头发，强烈的幽默感，有同情心，才智超群……把这份清单放在身边，每天看看，并不断添加内容。

3.　每天早晨醒来后，说一件你打算当天去做的积极的事。这件事可以很简单，比如完成你工作中的待办事项，尽你所能做个好妈妈。做的时候要谨慎一些。

4.　每天为别人或为这个世界做一件好事。比如去探望一下上了年纪的邻居，给排在你后面的人买一杯咖啡，或者给你最喜欢的慈善机构捐 10 美元。

5.　每天给支持你的某一个人打电话，你无须说太多，只需要打个招呼，并表达你的感谢之情。

6.　犯错后不要责备自己，你应该笑着面对。

7.　晚上上床时大声对自己说："我感谢我自己。"

冯子新博士

肥胖不可避免地和羞耻感交织在一起，因为很多人认为，肥胖是一个人意志和品质的写照。肥胖和几乎所有的其他疾病迥然不同，因为前者总是伴随着无言的指责：你这是自找的，如果你不是这样一个意志薄弱的人，你早就可以采取行动去减肥了。许多医生也加入到肥胖羞辱的行列中，认为这会给他们的患者带来额外的减肥动力。这种战术常常让我感到迷茫，就好像全世界都觉得肥胖人士受的罪还不够多似的。肥胖人士最不需要的，就是被他们所信任的医学专业人士羞辱。

谁应该对肥胖率的上升负责呢？我以前回答过这个问题，现在我再说一遍：应该负责的是"热量摄入－消耗"的减肥模式。这个学派也许会说："都是热量惹的祸。"但其隐藏的信息是："你的体重都是你自己的错。"

然而，假如你患上了乳腺癌，没有人会私下认为你本可以采取更多措施来防止自己得这个病。如果你得了脑卒中，没人会居高临下地告诉你"按计划去做"。拜"热量摄入－消耗"模式所赐，肥胖已经成为唯一一种与羞耻感挂钩的疾病。而医疗机构、政府部门和许多饮食"专家"真的在试图推卸责任，但问题就出在数十年来他们兜售的那些可怕的饮食建议上。

目前，"应该限制热量摄入，但更频繁地进食"这种主流思维方式推波助澜，导致目前美国成年人的肥胖（BMI > 30）率达到约40%，超重（BMI > 25）及肥胖率达到70%。鉴于目前"热量摄入－消耗"模式仍然是医生和绝大多数民众信奉的主流观点，肥胖现在被人们认为是一种由意志力薄弱引起的流行病。看看胖子们现在的羞耻感有多深。

是时候放下羞耻心了，超重或肥胖并不是你的错。你多年来获得的信息是错误的，仅此而已。然而，很快你将开启一种全新的饮食、思维和生活方式，这将改变你的生活。我迫不及待地想和你分享具体该怎么做了。

断食计划

Your Fasting Plan

3

断食就是学会
控制进食时间
Fasting Simplified

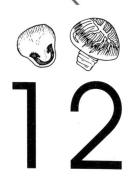

12

伊芙·迈耶 ————————————————

　　我刚开始断食时，我把一切都做错了。当然，那个断食计划奏效了，但我所忍受的情感和肉体的折磨是完全不必要的。我当时阅读了大量资料，结果我被太多的选择弄得不知所措。我多么希望有一个仙女教母从天而降，给我排忧解难。当然，这并没有发生，我用了一年的时间不断阅读、研究、尝试、失败，最后我终于找到了对我最有效的方法。

　　我跟你们说实话吧，我喜欢事半功倍，用最少的努力获得最大的收获。我曾经盼望，有人能为我简化断食的方法，而这正是我接下来将为你们做的。我不是什么仙女教母，但你们可以把我当成一个直言不讳的好朋友。我会告诉你们，如何轻松地开启断食之旅，并帮你找到最适合自己的方式。

简易断食法

我知道，你只想知道断食是否适合你，而且你希望在不用花太多的钱和时间、无须忍受太多痛苦和折磨的前提下，获得健康的体魄和火热的身材——那是你应得的。我懂的！你的这些需求，还有你想事半功倍的愿望，恰恰正是你应该考虑并尝试断食的原因所在。

为什么？

因为断食就是掌控时间这么简单。这样简单的一桩小事，似乎不可能是你苦苦寻觅多年的答案，但这真的就是断食的全部要义：为了获得你想要的健康，你需要在两餐之间间隔一段时间。

不管你是要减掉 2 千克还是 200 千克，我都认为学会控制何时进食是一个不错的起始点。此刻就采取一个不涉及费用也不需要付出时间的计划，看看断食是否能在你付出最少努力的前提下帮助你。懒一点没有问题，但忽略你自己的需求、愿望和梦想就有问题。你值得拥有你内心想要的东西。你手里就拿着解锁的钥匙。

开启断食之旅最没有压力的方式，就是采用一个我称之为"简易断食法"的过程，或者鉴于它需要你付出的努力很少，也可以称之为"懒人断食法"。简易断食法的要义包括：慢慢起步，制定一个易于掌控的断食日程表，然后如果你喜欢的话，可以再继续深入。但如果付出最少的努力永远是最适合你的，那也完全没问题。

到目前为止，你应该已经有明确的目标了。在这个过程中，这一点很关键。如果你还没有明确你的目标，花点时间去想明白你真正追求的是什么。有了明确的目标，你才能在简易断食法的指引下，开启新的生活方式。

说到制定合适的断食日程表，以及正确选择到底不吃哪一餐、何时进食，很多人都会感到压力重重。他们希望遵循严格的规定，并确切地知道该怎么做。也许他们看到的那些文章和博客帖子上推荐的断食日程表五花八门、彼此冲突，各种各样的信息让他们不知所措。我曾经也经历过这些，现在我不想你们也经历这些。简易断食法很容易入门，我想把它介绍给你。

说到底，任何一种断食法都意味着减少进食的频率。断食是因人而异的，不同的人需要不同的方案，因此你得找到适合你的方式。在我刚开始断食之前，我一天吃 8 餐，但你现在每天进食的次数可能比我以前少得多。因此，在下一章我们提供了一系列断食计划，可供读者选择，希望大家都能找到适合自己的断食车道。

我对那些用以描述不同断食法的术语并不感兴趣，比如 16/8（指的是你只在 8 小时内用餐，在剩下的 16 小时断食）、36（全天断食）、EF（超过 72 小时的深度断食）。我更喜欢那些简短、朴素、容易理解的词汇，因为当你对某一方面的内容还不熟悉时，更有经验的人使用的一些行话可能会让你觉得你在听天书。因此，你只需要记住你刚刚看到的内容，断食就是减少进食次数那么简单。不要担心，在本书的末尾，我们会对那些你可能会在断食之旅中遇到的术语进行解释。

我会看到独角兽吗？

有的人在断食时会感到愉悦，感到特别平静，看到彩虹、幻象和独角兽。如果你也是其中之一，那么恭喜了！而且我真的羡慕你。

好了，不开玩笑了，很多人的确会在开始断食的数小时后获得如下体验：思维更清晰、睡眠更香甜、精力更充沛。而有的人则没有这些感受，或者要在断食几天后或几周后才有这样的感受。不同的人对断食的反应各不相同，所以没人能给你一个完美的断食计划。你必须亲自尝试这个过程，自己去发现它。如果你通过遵循本书提供的某个相对较为容易的断食计划就实现了你为自己设定的目标，那么也许你永远都不需要进行更加严格的断食。

有人说，如果我们想要减肥，就必须受苦受难、失去一些东西。我已经摆脱这些了，我再也不会经历那些了。我将减少进食次数，并以最少的努力来实现我的目标并保持那种状态。没错。我想劝你对自己好一点，一步一步来，并通过自己的感觉找到最适合你的解决方案。你可以想象一下。我现在拥有健康的身体，而且我对自己也很不错。说实话，我就是自己的独角兽。

梅根·拉莫斯

我还记得，当我们夫妻二人想要美体塑身的时候，我找到了一家很棒的健身房，我们可以在那儿练习举重。当我告诉我丈夫时，他回答道："梅根，我们已经两年没锻炼了。我敢打赌，哪怕只是弯下身来摸摸自己的脚趾，也会把我俩的背拉伤。我们还是明早起床后试着先拉伸一下吧。"

他说得没错。第二天早晨，我试着伸展身体，结果我全身上下酸痛了3天。所以我们决定慢慢来，先在家里进行自重训练，然后3个月后再去健身房训练。通过这种方式，我们终于做好了准备，可以和那些身强体壮的家伙一起练习举重了。

我建议你也以类似的方式开始你的断食之旅。这就好似锻炼你的一块肌肉，有的人在一开始就拥有比别人更强壮的断食"肌肉"。有的"肌肉"疏于锻炼，而有的"肌肉"会快速复原。要想锻炼你的断食"肌肉"，你得有一定的灵活度，因此本书中的这些断食计划是按照从易到难的顺序展开的，你可以根据自己的情况选择最适合你的计划。但我建议你从最简单的开始尝试，不要指望一蹴而就，一开始就进行持续多日的断食。

我们的断食"肌肉"有多强壮？这受到很多因素的影响。高胰岛素水平会引发持续的饥饿，这往往是令人难以承受的。另外，有时候药物治疗和健康问题（比如糖尿病）也会使你无法实践持续多日的断食。我们的习惯也会产生影响。有的人有自己的日程安排，必须在当天的某些时间进食（这将影响持续一天的断食计划），而有的人有他们钟爱的、不愿割舍的传统。这些都没关系，总有适合你的断食计划。

牢记两个关键点，通过这两点就能强化你的断食"肌肉"。第一，通过简易断食法逐渐实现你的目标。开始的时候慢一点，每周做出一些改变。选择这种渐进的方式能减轻潜在的副作用。第二，持之以恒，贵在坚持。因为如果你没有经常实践断食的话，你永远无法强化你的断食"肌肉"。如果你一年只去了 4 次健身房，没有长出大块的肌肉，那么你就不要怨天尤人了。

压力对我们的身体有利有弊。一定的压力能帮助我们的肌肉生长，而压力太大对身体是有害的。伊芙和其他很多人在刚开始断食时也是这样的，特别是如果他们对把断食纳入生活方式感到紧张不安的话。

很多人刚开始断食时设定的目标是：断食 36 小时，每周断食 3 次。有的人感觉还行，但这些人只占少数。大多数人必须从最基本的一日只吃三餐并且不吃零食开始，就像我们的祖父辈那样。起初，就连这样都似乎是一种煎熬，因为我们已经变得如此贪吃，而且现在我们吃的零食似乎比正餐还多。但坚持下去你会发现，一日只吃三餐、不吃零食会变得非常简单。我有一个 26 岁的男性客户，他通过这种断食方式获得了他所期盼的成功。他在读研究生期间重了将近 14 千克，尽管他没有患上任何疾病，但他讨厌这些多余的赘肉。他戒了零食，并开始不吃早餐。3 个月后，他减掉了所有多余的重量。

少吃一顿似乎挺有挑战的，但随着时间的流逝，这会变得简单起来。当你不再觉得这是一种挑战时，就可以增加断食的强度，就像你在健身房增加壶铃的重量一样。随着时间的流逝，随着你的身体逐渐适应这种以体脂而不是食物给自己提供能量的方式，断食就会变得越来越易于掌控。事实上，有时你压根就不会注意到你在断食，因为你一点也不觉得饿。

断食的辅助轮

大多数人以为，在断食期间，你应该只喝水。这是一种断食方式，但还有许多断食方式也能带来成功。我们鼓励断食新手除了喝水（带汽或不带汽的矿泉水）之外，可以再喝一点骨头汤、泡菜汁、茶或咖啡。如果你喜欢喝咖啡或茶，每喝 1 杯咖啡或茶，记得喝 2 杯水，以保持身体的水分。喝清茶和清咖啡更好。但这对很多人来说，仍然是巨大的改变。因此冯博士和我会让我们的客户补充 1～2 汤匙的脂肪来帮助他们逐渐适应。

盐对防止脱水非常重要。因为在你断食时，胰岛素水平会下降，这就向肾脏发出了排出水分和电解质的信号。钠是一种基本的电解质，因此补充它是很重要的。简而言之，水合作用并非只是液体的事，它也需要电解质。摄入一定量的钠能帮助人体内其他的电解质保持健康水平。

你不妨把下面列出的一些食品当成你的训练辅助轮。在你刚开始断食时，你可以饮用它们，但你不能长期依赖它们。当断食对你而言变得越来越容易，你会发现，随着时间的推移，你越来越不需要这些东西了。如果你觉得自己并不需要它们，你也无须饮用它们。如果你是个断食新人，试着慢慢来，每周给自己增加一点挑战，持之以恒，并用上你的辅助轮，直到你再也不需要它们帮忙。

你的断食辅助轮包括：

- 骨头汤。因为它富含多种维生素、矿物质和电解质，有益于减肥、长寿和预防疾病。
- 自制的低碳蔬菜汤。
- 无糖的泡菜汁。
- 加入 3 汤匙柠檬汁或酸橙汁的水。
- 苹果酒醋。这是一种强大的食欲抑制剂，因为它会略微降低你的血糖水平。

每次饮用几汤匙，饮用时最好使用吸管，以保护你的牙釉质。

· 德国酸菜汁。

· 茶和咖啡（冷热均可，各种都行）。加 1 ～ 2 茶匙脂肪，比如重奶油、半奶油半鲜奶、全脂乳、无糖椰奶、无糖杏仁乳、黄油、酥油、椰子油等中链甘油三酯含量多的脂肪。避免糖和人工甜味剂。

关于断食的一些常见问题

在你刚开始断食时，你可能会有很多问题。在本书的第四部分，我们会谈到其中的许多问题。我们想在这儿先回答几个客户和读者最常反馈的问题。

如果我想取得长远成效，必须进行深度断食吗？

这要看你的断食目标是什么。

断食时我会减掉多少重量？

不包括水分重量的话，每断食 24 小时，能减掉 230 克左右的体脂。但是男性和女性减重的速度不同，具体请参见第 93 页。

断食和挨饿的区别是什么？

挨饿不是你自愿的，而断食是你自愿的。大多数断食者并非营养不良，他们往往超重或营养过剩。

我需要断食多长时间才能进入脂肪燃烧模式？

在你连续断食 16 小时后，就开始进入这个模式了。如果你所说的断食只是不吃午饭，你当然也在锻炼你的断食"肌肉"，但你还没有进入燃脂区。

什么是细胞自噬？它从何时发生？

"细胞自噬"的英文 autophagy 一词来源于希腊语的 "auto"（自己）和 "phagein"（吃）。这个词的字面意义是"自己吃"。这是人体清除那些不再为人体服务的老旧残损细胞组成部分的方式。具体到每个人都不一样，但细胞自噬通常会在断食 24 ~ 36 小时后开始，在断食 36 小时后增加 300%，并在 42 小时后趋于平稳。关于细胞自噬的研究相对较新，因此我们对它的了解并不全面。如果你断食的目的是细胞自噬，那么我们推荐你只摄入水和盐。

我听说断食会消耗肌肉，这是真的吗？

在断食开始后约 24 小时的时间里，人体主要使用葡萄糖作为能量。在从消耗葡萄糖到消耗脂肪的转变过程中，存在一个人体利用蛋白质来制造新的葡萄糖作为能量的短暂时期，这一阶段称为"糖异生"。不少人以为，这一消耗蛋白质的阶段是有害健康的，但事实很可能恰恰相反。蛋白质和肌肉是两个概念，消耗蛋白质并不一定意味着你在消耗肌肉，你也有许多皮肤和结缔组织。在时间更长的断食中，当人体切换到主要通过消耗脂肪来提供能量的模式时，这一蛋白质消耗的过程也就终止了。

我可以在断食时健身吗？

可以！我们鼓励你在断食的同时运动，我们将在第 15 章详谈这个问题。如果你在断食时感到无精打采，那么什么都不做才是最糟糕的。走路就很不错，垂直运动*有助于减轻体重，因为它们能帮

---

* 指运动者在运动过程中其身体与地面保持垂直状态而进行的各种运动。日常生活中人们进行的绝大多数运动都是垂直运动，如走路、跑步、跳跃、站立。坐立都属于垂直运动。

助淋巴系统排毒。有些人更喜欢在断食状态下锻炼身体，另外专业运动员们有时也会在断食状态下进行训练。

断食结束后我会大吃特吃，导致体重暴增，会发生这种情况吗？

不会。大多数人自述，断食会带来食欲的骤降。在心理上，他们可能会感到饥饿，但一旦他们开始进食，他们很快就吃饱了。

断食会让我掉头发吗？

脱发是人们最害怕的事之一。因为大家认为，如果他们在掉头发，说明自己营养不良，但事实并非如此。脱发和断食并没有什么关系，其实和体重骤降有关系。那些实行间歇性断食，并且体重稳定下降（而不是快速下降）的人就不会遇到这样的问题，因为体重减轻是他们的身体预料之中的。那些实践深度断食或身体成分出现大幅变化的人，无论他们选择了什么样的饮食，都会出现脱发现象。你可以通过减慢体重下降的速度来阻止脱发，也可以等待体重骤降期结束后，再看看情况如何。

我的体重减轻后，皮肤会变得松弛吗？

这因人而异，自从我们 2012 年开创这个项目以来，还没有一位客户需要做皮肤切除手术。

我每天应该喝多少水？

这个问题因人而异，你应该在感到口渴时就喝水。口渴也常被误会为饥饿，因此在你觉得饥饿时也该喝水。

我每天应该摄入多少盐？

这完全因人而异。可以从在水中放入 ¼ 茶匙的盐开始，继续适量添加，直至你不再感到头疼或无精打采。

断食期间我可以饮酒吗？

我们不建议你这样做。酒精会给你带来脱水的风险，并会让你的胰岛素水平上升。而在断食期间，你正在努力降低胰岛素水平。在你断食结束后享用第一餐的时候，我们建议你不要饮酒，除非你希望喝上一杯。如果你一定要喝酒，我推荐你喝干葡萄酒*（红葡萄酒或白葡萄酒）和烈酒，而且调酒的饮料中应不含糖或甜味剂。比如一杯青柠伏特加苏打水，它不会像一杯玛格丽特酒那样让你的胰岛素激增。另外，我们也鼓励大家把饮酒量限制在一天只喝一杯。如果你喝的含酒精饮料超过一杯，你可以用一杯水替代这样的豪饮。最后，在你进食窗口期间（即在你留出吃正餐的时间）喝酒更佳。

断食期间我可以食用糖或甜菊苷吗？

绝对不能。糖和甜菊苷都会刺激胰岛素分泌，而断食就是为了降低胰岛素水平。

断食期间我可以服用维生素或日常补充剂吗？

补充剂可能会阻碍细胞自噬。如果你是出于新陈代谢方面的原因（指的是一些和胰岛素抵抗相关的疾病，比如 2 型糖尿病、肥

---

* 经过发酵的原料（葡萄汁）中的糖分完全转化成酒精，干葡萄酒的含糖量低于 4 克 / 升。

胖症、多囊卵巢综合征、非酒精性脂肪肝）而断食，那么这些补充剂的效用值得怀疑。大多数维生素是脂溶性的，如果你没有摄入脂肪，它们就不能发挥效用。但断食期间可以继续服用益生菌补充剂。

那些我通常在就餐时服用的药物该怎么办？

咨询一下你的医生。

"少吃多餐"
才是减肥大忌
Stop Snacking

13

伊芙·迈耶 ————————————

　　你迈向断食生活的第一步就是戒掉零食，永远戒掉。如果你和以前的我一样，那么这可能是断食过程中最令人紧张不安的一环。但是请你相信我，如果我能做到，那么你也能！

　　以前我吃了很多零食，一饿就吃。你认为自己平均每天吃几次东西？三四次吗？真相可能让你大吃一惊。说正经的，现在你先停下来，算算你昨天一共吃了多少次东西，然后再试着回忆一下前天的情况。

　　没错，你从糖果碗里拿了两块糖果，也算一次。没错，你就着咖啡吃饼干也算。没错，昨天深夜你想吃点甜食时吃了半条巧克力棒也算。等你把这些都算进去之后，我敢打赌，你至少已经不小心吃了六七次"无辜"的小零食。

　　很多人得到的信息是我们一整天都需要小吃和零食，这样能让我们保持旺盛的新陈代谢。好吧。但你猜以前的我是怎么做的？我像一匹马一样吃啊吃，不断吃着零食。我少吃多餐，竭尽全力地让我的新陈代谢引擎运转起来。让我震惊的是，我本希望这一顿顿小食能把我的新陈代谢引擎发动起来，但这个希望落空了。我变胖了。我试过节食，但我仍然很胖。我做了肥胖外科手术，仍然胖乎乎的（比之前好了一点）。肥胖外科手术让我的胃容量变小了，因此我开始更频繁地少吃多餐。然而，吃完后不到 1 小时后，我就觉得肚子又饿了，永远都是这样。饥肠辘辘、选择食物、准备食物、大吃大喝、收拾干净，然后再重复一遍，这是一个永无休止的循环，它占据了我人生的大量时间。

在我刚听说断食时，我觉得这是一个荒唐的主意。我一心想要证明冯博士的那些理论是错的，于是立刻开始了连续 36 小时的断食。显然，随着时间的流逝，我意识到冯博士是对的，断食帮助我实现了美好健康的新生活。但如果我当时能更聪明一点，我会以更理智的速度循序渐进，就像梅根建议的那样：像练举重那样练习断食，逐渐锻炼我的断食"肌肉"。

这很容易，你准备好了吗？戒掉零食，马上就戒。

第一步：如何不吃零食

规则很简单。每天吃三餐，吃到吃饱为止。你可以选择用餐时间和每一餐吃些什么，但吃每顿饭的时间不应超过 1 小时。如果你想喝苏打水或任何饮料——即便是减肥饮料，也试着只在吃饭时喝。如果你一定要嚼口香糖，在用餐后 1 小时内嚼。

但是不要吃零食，也就是说：除了用餐时间，不要吃口香糖、薄荷糖、方糖、食物和喝果汁、甜饮料（无论是否天然）、肉汤、奶昔或运动饮料。

如果你觉得这听上去很简单，那我太崇拜你了。而且，别介意我用了双关，但我敢打赌断食也许对你来说只是小事一桩（可能就是少吃一块蛋糕）。

如果你和我一样有点年纪了，那么"不吃零食"这几个字听上去似乎太熟悉了。我还记得以前家人对我说，如果我在放学后吃零食，就会毁了晚餐。可后来主流观点变了，家长们，包括我的父母，允许孩子们在放学后吃零食了。

循序渐进也许是必要的

一些读者可能意识到，自己一天竟然吃了 8 ～ 10 次东西。如果你就是这样，不要一下子戒得太快。一口气减少三分之二的吃零食次数，就像每天都要吸一包烟的人，准备一天只吸几根烟一样。你很可能很快就失败了，而我可不希望这样的事发生。

与之相反，你可以试着每天少吃一次零食，连续坚持一周，就像这样：

- **第一周**：从每天吃 8 次零食减少到每天吃 7 次。
- **第二周**：从每天吃 7 次零食减少到每天吃 6 次。
- **第三周**：从每天吃 6 次零食减少到每天吃 5 次。

明白了吗？

我戒零食时感到不适，但并不痛苦，也并非无法忍受。我只是感到怪怪的，因为我习惯于在一天的某些时段吃东西，我的身体和大脑都知道这一点。一开始，在我平时吃东西的时候，我会觉得饥肠辘辘。但我的身体开始逐渐适应，不再期待我以前在这个时段给它的食物。在我不吃那餐吃惯了的零食后，到下一个进食时段时，我会觉得比平时更饥饿。但随着时间过去，我的身体也逐渐适应了新情况。

现在我能在 90% 的时间中避免吃零食。在我的人生中，我第一次觉得我已经能保持相对更健康的体重了，这也是其中一个原因。有时，我忍不住会偷偷吃一点特别好吃的东西。或者，如果我的饥饿感持续了好几小时，我也许会吃一次零食，但这种情况极少。谢天谢地，现在我已经习惯了，因此不碰零食并没有我以前想的那么难。我明白，健康的人绝大多数时间里做的事都是对的，这就是我的追求。

冯子新博士 ————————————————

控制饥饿感对减重至关重要，那么你该如何控制它呢？不少医生和饮食书籍给大多数人的标准饮食建议是每天吃 6 ～ 7 次，少吃多餐。因为如果你能避免饥饿，那么你也许能做出更好的食物选择，并且避免吃得过多。从表面上看，"少吃多餐"似乎是非常合理的。但如果你再仔细想想，它就站不住脚了。

你该摄入多少食物？最重要的决定因素就是你有多饿。没错，你可以少吃一些，但你无法让自己不饿一些。如果你在不断地吃东西，但你仍然感到饥饿，长此以往，就会影响你的健康。你在和自己的身体无休止地作战。为了减重，你应该和你的身体合作，而不是和它作对。

经常吃零食或小吃能避免饥饿吗，有什么科学依据能够证明这一点吗？答案是一个大大的"否"。让我再重复一遍。科学并不支持下面这个观点：不断进食能够缓解肚子咕咕叫个不停、让你只想吃零食的那种痛苦和折磨。而且吃零食不是必要的，因为我们的身体以体脂的形式储存了食物能量，就是为了应对不时之需，在我们需要的时候由它们提供能量。最后，一直吃个不停是一件麻烦事。如果你每天得六七次地寻找食物，那么你还有什么时间做其他的事？你一直在想，该吃点什么好、什么时候去吃东西。

你也许认为，多吃一点零食能避免你吃得过多。如果这是真的，那么开胃小菜存在的意义何在？上前菜的目的是让我们多吃一点。吃下小份的美味食物会让我们感到更加饥饿，因为它会让我们开始分泌唾液、想吃东西。在法国，开胃小菜被称为"amuse-bouche"，意思是"让嘴巴感到愉快的东西"。大份的食物会刺激饱腹感激素，并让食欲减退，而少量食物则恰恰相反。

　　现在想一想是不是有这样的时刻：你并没有真正感到饥饿，但早餐时间到了，于是你就吃早餐了。因为人们总说，早餐是一天中最重要的一餐。让你吃惊的是，一旦开吃后，你竟然把一顿早餐都吃光了。然而，在你拿起叉子之前，你本可以轻松地跳过这一餐并且舒舒服服的。在你身上也发生过这种事吗？这样的事在我身上发生过很多很多次，我会注意到我饿了，只是因为我习惯于让自己去想"我在饿肚子了"。简而言之，在你不饿的时候吃东西，肯定不是减重的好策略。然而人们一直因为"轻率地"少吃了一餐饭或一次零食而受到责备，这完全有悖于一切逻辑。

　　如果我们每天少吃多餐、吃六七次，我们就等于是在刺激食欲后又故意没吃饱就不吃了。我们每天一再重复这个过程，这不会抑制我们的食欲，而会增进食欲——大大地增进食欲。而且，由于我们觉得自己饿了后又故意没有吃饱，我们必须用很强的意志力去阻止自己继续吃零食。这让人疲惫不堪，而这种情况在一天天持续着。

　　打破这一循环并让你的食欲降低的办法是：不要这么频繁地进食，并且别再吃零食了。

CHAPTER

循序渐进地
开始断食
Stepping into Fasting

14

伊芙·迈耶

　　我知道你已经准备好做出改变，迎接新生活了。你已经完成了第一步——戒了零食，因此是时候开始正式断食了。别担心，这并没有那么难！我们会让你轻松地迈出这一步。而且我们之前也说过了，如果你还没有准备好或者你还做不到，那么你并不需要立即迈出更艰难的下一步。你可以停留在让你感到最舒适的地方，在你已经完全掌控局面后再继续往下进行。

第二步：不吃早餐

　　没错，就是这样。你不再一天吃三餐，而是一天吃两顿。并且别忘了，不要吃零食。

　　在你跳过早餐前的那个夜晚，该做好哪些准备呢？问得好。你的晚餐应该由健康的全食物组成，能让你吃饱，并让你感到舒服。最好能坚持低碳饮食，就像我们在第 5 章中描述的那样。如果你吃了含糖食品或其他你已经确定对你不好的东西，它们会让你在第二天早上感到更加饥饿。我发现，在断食前一天晚上多摄入一些健康的脂肪是很有帮助的，比如吃肉或奶酪，再加上一大份装满蔬菜的绿色沙拉。你应该在 1 小时内吃完这一餐，在吃饱的同时，享受美食，并陪伴和你一起进餐的人。

当你第二天跳过早餐时，起初你会感到饥饿，因为你的身体已经习惯了在早上吃东西。你可以用补充水分来分散自己的注意力，喝纯水、苏打水、茶或咖啡。如果你坚持的话，可以在你的茶或咖啡里放一点重奶油。我每天早上都不吃早餐，但我会喝两杯咖啡，它们让我感到很受用。不要摄入糖或甜味剂，不管是哪一种，甜菊苷这样的天然甜味剂也不行。这是什么原因？因为对很多人来说，甜味会引发饥饿感，让断食变得更加困难。记住，减重和控制饥饿感有关，和热量无关。等午饭时间到来时，在 1 小时内吃完这顿饭，然后在 8 小时内吃晚饭。同样，你的晚饭也应在 1 小时内吃完。

曾经有段时间，我一醒来就会尽快去吃东西，我希望这样做能加快新陈代谢。现在，我很少会在早晨吃东西，这对我已经不是什么问题了。我花了大约 6 个月的时间才习惯了不吃早饭，事实上，我惊讶地发现，在我习惯不吃早饭后很少会觉得肚子饿。如果我饿了，我有值得信赖的咖啡，配一点重奶油，这就足够了。

不吃早饭的频率完全取决于你自己。如果第一天没吃早饭，你觉得没什么，那么第二天你可以继续跳过早饭。如果第一天没吃早饭让你觉得天都塌了，那么一周不吃早饭一两天就行了，直到你觉得那是可以忍受的。慢慢地增加不吃早饭的天数（我建议你每周增加一天，这样一天天地加上去），直到到达一个让你舒服的节点。

也许你的时间安排与常人不同，你想知道你能否不吃晚饭，而不是早饭。当然可以！你选择不吃哪一顿并不重要。你的目标应该是：习惯于一天只吃两餐、每餐在 1 小时内吃完、两餐饭之间的间隔时间不超过 8 小时。

在你断食的那个早晨，你还能去锻炼吗？是的，当然可以了。我就会去锻炼。而且我发现，不吃早餐去锻炼比吃过早饭去锻炼的效果好得多。不吃早餐带给我的另一个意外惊喜是现在我和家人一起坐在沙发上喝咖啡的时间更多了，我还可以花点时间逗逗我的小狗，摸摸它的肚子。另外，我们匆匆忙忙出门之前不需要洗碗了，而且我们还省下了买食物的钱。这是多赢！

总之，以你希望的频率跳过早饭，看看你的身心会出现什么变化。我知道很多人每天都会这样做，而且这就是他们练习断食的全部内容。我亲眼看到，他们减掉了体重，摆脱了药物，他们的生活变得更美好了。也许你也会这样停留于此，或者过一段时间后，你希望再往前走走。同样，这都由你决定。这是你的人生。

第三步：不吃午餐

现在你再也不吃零食了，而且按照你希望的频率，有规律地、舒舒服服地跳过早餐，你已经做好了准备，可以迎接只吃晚餐的那一天了。

只要稍微想一想，你就会发现，在不吃早饭后又不吃午饭，其实只增加了 6 小时左右的断食时间。对大多数人来说，这远没有他们想象的那样痛苦。再说了，你可以尝试一天，第二天你就可以回归自己平时的饮食安排。

没错，到了吃午饭的时候，你会感到饥肠辘辘，但你可以让自己忙别的事、补充水分、分散注意力并下定决心——我一定要实现目标！当晚餐时间来临时，在 1 小时内吃一些健康的、能饱腹的食物，并至少在你睡觉前的 2 小时吃完这一餐。

如果你发现，一天只吃晚餐并没有那么困难，那么下个星期不妨再试试。如果这一过程对你来说仍然很轻松，那么试着每周选择 2 天只吃晚饭，但这 2 天不要连在一起。等过段时间你习惯了之后，你可以考虑一下，要不要每周选择 3 天只吃晚饭, 这 3 天应该是不连续的。

你跳过的是三餐中的哪一餐, 这点重要吗? 不重要。你可以在自己选择的饭点进餐。我建议你选择只吃晚饭是因为这往往是和家人或朋友们共享的一餐。如果你的日程安排和别人不太一样, 你完全可以选择只吃早饭, 或只吃午饭。你唯一必须做到的一点是, 在你进食前你已经断食 24 小时了。因此, 如果你决定只吃午餐, 那么你前一天吃的最后一餐饭, 应该是午饭。

在我一头扎进这一全新的生活方式之前, 我在断食方面的经验是零。尽管如此, 我从没觉得一次 24 小时断食是一种精神或肉体的煎熬。通过不吃零食和早饭, 我已经在逐步实现我的目标了, 因此再少吃一餐也没有那么可怕。现在我仍然有这样的感觉, 而且我绝大多数日子都不吃早餐。

跟踪断食进展

这些年来, 我看到不少人使用定时器或应用软件跟踪他们 24 小时断食的进展情况。他们发现, 这不仅有帮助, 还给他们带来了成就感——看着他们断食的小时数在不断上升, 14 小时, 18 小时……到时间了! 吃晚饭了!

如果这样做能帮助你, 那就试试吧。虽然对我而言, 跟踪断食进展并没有什么帮助。这会让我不断去想我已经多久没吃东西了, 然后老是想着我的肚子已经空了。这会让我怀疑, 我究竟能不能完成这次断食。而且我意识到, 我越是忙碌、越是分心, 就越能好好享受这个过程。但你可能和我不一样!

第四步: 不吃晚餐

说实话, 我认为第四步是最困难的。但是, 如果你已经戒了零食, 经常不吃早饭, 而且觉得每周几天不吃午饭也很舒服, 可你的体重没有下降, 你的健康目标还没有完成, 那是时候尝试 36 小时断食了。

我知道，我知道！你可能在想："等等！36小时？我以为只是断食一整天？"你不妨停下来想一想，这种断食法之所以被称为36小时断食法，是因为在36小时内不吃东西。比如说，你在晚上7点吃完了晚饭。你睡了一晚。第二天一天都没有吃饭，你又去睡觉了。然后你醒来，在早上7点吃早饭。看看，你已经断食36小时了！

在我第一次尝试36小时断食时，我并没有遵循上面的时间安排，结果我发现这太难了。为什么？因为我很多时间是清醒的，只能拼命压制我的饥饿感。我吃了早餐后开始36小时断食，就是说，在那36小时中，我只有8小时的睡眠时间。如果你在断食期间睡上16小时，那么36小时断食就会变得容易得多。因为，这意味着你只需要在你清醒的20小时中抵挡饥饿的袭击就行了。

我建议你把这次断食安排在这样的一天：当天你越忙越好，并且你身边的食物越少越好。为成功而不是受罪做好准备，并尽量减少和别人一起用餐、购物和烹饪的时间。由于这些事情有时是不可避免的，你应该寻求别人的支持。人们给你的帮助可能会让你感到惊讶。在我断食一整天时，我也会少睡一会儿。以前这会让我感到困惑、沮丧，但现在我把它看成是一个计划。我计划在我不睡觉的时候，多完成一些别的事情。

最后你要记住，一天不吃东西叫作"断食"，不叫"挨饿"。两者的区别是，这是不是你自主的选择。虽然空着肚子上床睡觉有点恐怖，但一旦你睡着后，你就不会注意到了。而且，白天你可以练习一下你以前练过的小技能：给身体补充水分，找一项你喜欢的活动，并提醒自己，你正在做很了不起的事情，你正在实现自己的目标。

你会感到饥饿吗？会！你还没有习惯一天都没有食物的生活，而你的身体会对它过去习惯的行为做出回应并感到饥饿。但记住，饥饿并不是一件坏事。这是你的身体在告诉你，它在燃烧脂肪。而且，你正在探索一个未知的领域，每次断食都是一种独一无二的体验。当你延长了断食的时间——这是你从未尝试过的，你很可能会感到更饿了。但你应付得来，因为你在逐步地训练自己。

多久进行一次 36 小时断食？这完全由你自己决定。如果你发现第一次 36 小时断食是灾难性的，那么等一个月后再去尝试第二次。如果你觉得这容易得很，那么不妨下个星期再试试。随着 36 小时断食的次数越来越频繁，你可以把它当成一个工具来使用，从而加快你奔向目标的速度。

小贴士：断食一整天后如何让自己安然入睡

1. 提醒自己，今晚越早睡着，你明早吃早餐的时间就越早。

2. 确保你已经获得了充足的水分。有的人发现喝一杯温热的、不含咖啡因的茶（比如洋甘菊茶）能让他们觉得饱足一点。

3. 如有需要，可以考虑服用褪黑素补充剂。

4. 洗个热水澡很棒，但至少得在睡觉前几小时洗才最有帮助。

5. 如有可能，在睡觉前几小时避免看电脑、电视和手机屏幕。

6. 尝试冥想、深呼吸、芳香疗法、阅读或任何让你感到放松的事。

7. 想想明天早餐吃什么。别去准备食物，因为当天晚上你可能会一不小心把这些吃的塞入你的嘴中（我就犯过这样的错误）。知道明早将享用什么美食会让你对此刻的饥饿感变得可以忍受一些。

第五步：延长断食到第二天

瞧瞧你自己吧！你已经脱胎换骨，变成了一个令人刮目相看的断食狠人！你戒了零食，常常不吃早饭，想不吃午饭就能不吃，你甚至还能一整天不吃东西。你猜怎么着？你已经实现了深度断食，因为大多数人认为，持续 24 小时以上的断食就是深度断食。干得漂亮！

如果想要持续断食一天以上，该做哪些准备呢？首先，你得确定，你真的想这么做吗？很多人都没尝试过一次深度断食就已经成功减掉了体重，并实现了他们所有的健康目标。这好极了。比如，我在网上关注的一名女子，她戒了零食，而且每天早上都不吃早餐。在这样的安排下，她 1 年中减了 27 千克，医生停了她的 2 型糖尿病药，因为她的血糖已经处于正常范围了。另一个我关注的男性凭借着每天都不吃早餐、每周 2 天不吃午餐，在 9 个月中减掉了 45 千克以上。他的血压也降低了，不用再吃他已经连续吃了 18 年的药了。

但并不是每个人都是如此。也许你出于下列的某个原因，想要尝试深度断食：

- 你想加快实现目标的过程。
- 你的体重和三围已有一个月甚至更长时间没变化了。
- 你很好奇，想知道这是什么样的体验。
- 除了减肥之外，你还想获得更多的健康收益。比如，深度断食对于降低 2 型糖尿病患者的胰岛素水平效果更佳。在断食 36 小时后，人体开始进入酮态；在断食 48 小时后，细胞自噬（细胞净化过程）启动了。据有关报道，深度断食还能让思维更加清晰。

如果你想强化你的断食"肌肉"，并看看深度断食是否适合你，不妨先试着一整天不要进食，然后第二天断食到吃午饭为止。如果你觉得这还比较舒服，可以在几天之后尝试 42 小时断食，然后再尝试 48 小时断食，随后再慢慢增加到 72 小时，然后连续断食 5 天。重要的是，你应该逐渐延长断食的时间。在一种断食方案让你觉得简单之后，再进行下一阶段的断食。

人们很容易认为，断食的时间越长越好。事实并非如此。我曾经进行过两次时间超长的断食：一次连续 11 天，一次连续 10 天。成效令人印象深刻：

每次我都减掉了 9 千克左右，而且我的皮肤光亮得就像在豪华水疗会所中做了价值 300 美元的面部护理一样。但这样的断食对精神的考验极高，而且这样减掉的体重和我在 1 个月中分开断食 10 天所减掉的体重是一样的。除了这两次之外，我还进行过约 20 次的深度断食，持续时间大多数介于 36 ～ 48 小时之间。对我而言要坚持下去很难，但如果我把这样的深度断食安排在我很忙碌或我丈夫能负责做饭采购的时候，那么通常我就能做到。

在我断食 11 天的那些天里，我头脑中出现过各种想法和情绪，让我无比震惊。我记日记，有时我会翻翻前面的内容，结果令我深感惊讶：我的情绪竟然被放大了这么多倍。我最强烈的情感是愤怒。我生教练的气——虽然我认识她已经两年了，因为她告诉我，我在断食中途锻炼让她感到不安。我生气，因为我每过一会儿就会把我发现的关于断食成功率的新数据说给我丈夫听，把他弄得疲惫不堪。我感到沮丧，因为我有那么多额外的精力，有几天晚上我没有睡好（在凌晨 4 点就醒来了）。我生气，因为我意识到，我即将开启一种不再只关心食物的新生活，而这意味着我需要学习新的技能、培养新的兴趣。我生气，因为我没有早点尝试断食，这是最让我生气的。我耗费了多年时间苦苦挣扎，却没能成功减肥，也没能让自己感觉好一些。然而在一次深度断食中，我感到自己比多年以来的任何时候都更加健康、精力充沛。就像我过上了一种新生活！我一直在想："为什么没有人早点让我知道断食这回事呢？"

我认为，当你决定进行一次深度断食——特别是超过 48 小时的深度断食——的时候，让医生给你把把关会比较好。在我进行 11 天断食时，我得到了冯博士和梅根的照顾，我还把此事告诉了我的主治医生，他支持我为了健康而探索新的方法。正如我在第 10 章说过的那样，当你自身存在某些健康问题或需要服用一些通常得和食物一起吃下的药物时，得到医生的照顾就变得格外重要。

无论你决定怎么做，深度断食都可以是一次非常美妙的体验，它将让你的体重和整体健康得到重启的机会。作为更宏大的断食计划的一个组成部分，它能使你的健康状况大变样，甚至还能改变你的健康观、幸福观和自我价值观。

冯子新博士

现在你已经了解了开始断食和深入断食的诸多方法，是时候学习一下该如何中断断食了。

对于大多数断食，即 5 天或 5 天以下的断食，你不需要太过担心。你只需要吃慢一些，吃得用心一些。现在你已经知道，一旦你开始吃东西，你的身体就会告诉你要不断地吃，直到你的激素发出饱足信号。在此之后你就不要再吃了。你的餐食应该由种类多样、营养丰富、有益健康、让你舒服的食物组成。你应该细嚼慢咽，不要胡乱地把食物大口大口地塞入嘴中。第一口食物也许会让你觉得有些奇怪，也许比你以前吃过的任何东西都更美味。试着接受这种感觉，不要多想。在 1 小时内吃完饭，并记得在吃饭时喝充足的水。

在进行了更长时间的断食（5 天或更久）之后，我常常建议人们在吃正餐前 30 分钟左右，吃点小零食，比如一把坚果或一小份沙拉。这一小份零食是一种复食的形式。因为在进行长时间的断食后，存在一种称为"复食综合征"的小小风险。在结束断食后吃一顿大餐，会导致电解质进入细胞中的速度太快。这可能非常危险，慢慢复食就能降低这种风险。

选择复食的另一个原因是，避免在一次断食结束后吃得过多，有些人就会这样。可以这样说，复食给了消化系统一个"热身"的机会，因为我们已经多日没有使用过它了。对于少于 36 小时的短时间断食，是否复食，差别不大。

运动可以让你健康，却不能帮你减重

Exercise for Health, Not Weight Loss

15

伊芙·迈耶 ————

注意，如果你非常喜欢健身，并且你的体重大致符合你的期望值，你可以跳过这一章节，直接翻到第 16 章。

然而，如果你一想到健身就怨天怨地，或正在努力将健身纳入你的日程安排中，或从没实现你所期盼的健身效果，那就继续看下去吧。

我与运动的爱恨情仇

很多年前，当我重达 127 千克时，我决定进行一次 3 天走 97 千米的徒步训练以对抗乳腺癌。除了为这一值得付出的事情筹钱之外，我还做了其他的准备工作，包括每天步行 5 ～ 24 千米，一周步行 7 天，连续 6 个月。

你曾经拖着 15 千克、30 千克或 45 千克的赘肉去锻炼吗？我就试过，而且还更多一些！我当时重 127 千克，拖着 60 千克的赘肉，所以你可以想象为我扛了一个成年女子在身上。哪怕步行 1 千米，就会感到不适。而拖着这样的身躯步行几个月，那是多么痛苦的折磨。我身上哪儿都擦破了、受伤了，我的双脚为了支撑身体的重量而扭伤了。每个周末，我会步行 16 千米，看着那些慢跑者和竞走者纷纷从我身边擦肩而过。我觉得自己懒洋洋、慢吞吞的，感到羞愧万分。然而我一直坚持着，训练着，下定决心要完成这次步行训练，只为了那个我熟悉的女人——她正在勇敢地承受着乳腺癌带来的折磨。

我在我的家乡达拉斯训练，训练场地大多数是平坦的。然而，我和一群昔日大学同学一起报名参加的徒步是从圣何塞步行到旧金山。我只能说，加州的山丘比我训练时总共遇见的还要多！虽然当地人说这些不过是一些小山丘，但在我看来，它们就是崇山峻岭。

在这三天中，起初我总排在队伍的前面，我身后还有成千上万的其他参与者。然而，每天结束时，就算我不是最后一个，我也必然是拖在最后面的人之一。在徒步队伍的末尾，跟着一辆大车，这辆车会送那些需要搭车的参与者去下一个饮水点。还有一个好心的志愿者骑自行车跟在最后一个徒步者身后。很快，那个车手就和我熟悉了，第二天，她"好心地"提了个建议：我也许应该利用那辆车，哪怕稍微休息一下也好。我"礼貌地"回绝了她。上午过去了，下午到来了，最后她几近强迫地逼我上了车。

这三天的步行，往好里说，让我羞愧；往坏里说，让我难堪。各个年龄、各种身材的人都赶上了我，无论是那些健壮的徒步者，还是那些没有那么健壮的家伙。就连一些比我还胖的女士也比我走得快。一天我抬起头，看到一个大概 70 多岁的老妇人，她的头秃了，说明她得了癌症。但她也迈着稳健的步伐，从我身边轻盈地走过去了。我不确定是否是我想象出来的，但我敢发誓，我记得一个拄着拐杖的老太太从我身边平稳地走过，还怜悯地看了看我。

我把这段经历分享出来，是想让你知道：虽然我很肥胖，但我一直在锻炼。多年来，我花了大量的时间和金钱，练习举重、舞蹈、徒步、瑜伽，我还去健身房、请私教、学普拉提，我也对此倾注了无限的希望。但锻炼从来都不是帮助减肥的有效方法。事实上，在我为参加那次 3 天徒步而进行体能训练的 6 个月中，我反而重了 2 千克多。"也许你增加的是肌肉呢？"你会这么问我吧。我不知道，但我的衣服更紧了，所以我想多出来的是脂肪。

如果你想要减重并恢复健康，那么除了锻炼健身之外，你需要在你的生活方式中加点别的东西。这个东西就是断食。

边断食边锻炼

很多人惊讶地发现，在断食时锻炼不仅完全没问题，而且还是专业人士所鼓励的。自从 2 年前我开始断食，我达到了成年后的最佳状态，我的肌肉也比以往任何时候更多。我继续以缓慢而稳定的速率减脂增肌，并且我几乎每天都充满了活力。

让我来告诉你一个秘密。我现在锻炼身体的时间比过去少。以前，我每天至少使用跑步机式办公桌 3 小时，另外我每周都会跟着教练训练几次。我那时身材更差、更加肥胖、更加易饿。而现在我在大多数时候都很享受健身！

我的日常锻炼很简单。大多数日子，我会迈着轻快的步伐遛狗，让我的心脏锻炼上 20 分钟左右。此外，我会用杠铃或举重机练习举重，大约每周 2 次，每次 45 分钟。我举重时使用的是最基本的小杠铃或设置成低阻力状态的举重机，并在私教的看护下锻炼，或在健身房中使用健身应用软件和我丈夫一起练习。最近，我在每周 2 次的健身练习中加入了混合健身（CrossFit）课程。我往往是团操课上表现最差劲的，尽管我选择的重量很轻，但我在做深蹲、用杠铃举重时，我觉得自己像一匹活力四射的小马。

总之，在断食后，我锻炼得比以前少了，但我比以前更健康了。

你应该去锻炼身体吗？当然了。健身有益于你的大脑、呼吸、心脏、肺、肌肉、消化功能、细胞组成、心理健康等。在我完全不锻炼后，我发现，大约 10 天后我的情绪开始低落，满足度开始下滑。同样，找到适合你自己的锻炼方式也是你个人的旅程，梅根会列出一些建议，但没人能拍胸脯向你保证，每周 3 小时的专项运动正是你需要的。

最近丈夫和我去了内华达州旅游。我们来到了一个叫作"蓝钻"的小镇。这个小镇坐落在沙漠山丘中，有一家迷人的餐厅、一家单车铺，还有一条长 240 千米的适合骑行、骑马或徒步的羊肠小道。丈夫和我做出了一个非常不像我们风格的决定：去徒步。这是我人生中第一次真正的徒步。我有点紧张不安——至少可以这么说！但我迫使自己积极一点、不要退缩。徒步 3 千米，就用了我一个半小时。当我们登上山巅时，红棕交错的山脉构成的壮丽美景，还有拂面而过的清爽凉风，让我们的一番辛苦得到了回报。

突然，我百感交集，激动得哭了起来。

我敢肯定，你一定见过这样的照片：你的朋友们站在美丽的山顶，他们高举手臂伸向天空，庆祝这一高光时刻。我的很多朋友都在网上发过这样的照片，我总是为他们感到高兴：能够登上山顶，他们是多么强壮。但我知道，这是我永远做不到的。

当我登上内华达州的这座山巅的时候，在那一瞬间，我用自己的行动证明，原来我错了！这出乎我的意料！你一定也可以的！

1. **选择一些你能负担得了并符合你的日程安排的运动。**如果你每周只能空出 2 小时去跑步，就不要报名参加马拉松。如果你的钱包吃不消，就不要去上昂贵的私教课。

2. **找到你喜欢的运动。**如果你看到这儿忍不住嘟囔起来，我能理解。我以前讨厌所有的运动，因为站起来活动实在太痛苦了。我选择徒步，因为我喜欢户外的宁静，并且我慢慢坚持了下来。如果你无法马上找到一项你喜欢的项目，那么不妨选择在你喜欢的环境中进行锻炼。比如，如果你希望能以低强度的方式减压，试试和缓的瑜伽。如果你喜欢游泳池，不妨报名参加水中有氧课程。

3. **可以考虑少做一些有氧运动，多做一些力量训练。**很多还没有找到适合自己的锻炼计划的人会觉得有氧运动让人望而生畏，因为他们很快就筋疲力尽了。你可以慢慢地习惯力量训练，逐渐加强强度。随着在日常训练中不断增加重量，看到自己的进步时你会感到非常欣慰。

4. **一旦你觉得自己的日常锻炼太容易或太无聊了，可以再"加点料"、增加难度，或者换一个环境。**你的身体有很强的适应能力，如果保持一成不变的训练，锻炼的效果就会打折扣。

5. **每周注意观察自己的情绪，寻找体育运动和精神状态之间的关联。**当你在户外散步时，你的内心会更加平静吗？每周练习几次举重，是否让你更加快乐？很多人发现，锻炼对他们情绪状态的影响很大。

6. **找一个运动伙伴。**锻炼是一个和你喜欢的人共处的好借口。这个人可以是你的配偶、同伴、朋友、老板、妈妈或邻居。这真的没关系。如果你俩都在断食，那么这正好代替了一部分过去你俩为了联络感情而一起吃喝的时间。

7. **优化你的运动。**比较一下你断食期间和享用美食时的运动状态，找到最理想的运动时间。就我个人而言，断食时我的健身状态更佳，但有的人可能在大吃大喝后能获得更佳的运动成效。

梅根·拉莫斯

以前我讨厌和运动有关的一切：出汗、用力、"消耗热量……"。所有一切都让我讨厌。现在我身体健康、精力充沛，我不在乎这些了。有时候，我甚至觉得自己在健身房中如鱼得水。我专注于跟上教练给我制订的计划，我每周都能取得很大的进步。我的肌肉增加了，我的骨量增加了，后者尤其重要，因为我 30 岁时就患上了骨质疏松症。

锻炼也是我释放压力的好渠道。我以前经常通过大吃比萨或意面来应对压力，这给我的身心都带来了不良的影响。现在，我可能仍然会遇到糟心的日子，但我知道，当我离开健身房时，我一定会再度容光焕发。在很多次度过不顺利的一天后，我走进健身房时眼泪汪汪的，但等我出来的时候，我几乎要在街上跳起舞来，似乎准备好去征服全世界了。

但和伊芙一样，我花了很长时间才做到这些。在将近 10 年的时间中，我在健身房花了不知多少钱，我的目的只有一个：减肥。而我经常惨败而归。如今，我运动是为了减轻压力、让自己更强壮，而不是为了减重。

让我再说一遍：别为了燃烧热量而去健身房。别像我过去那样，踩上健身脚踏车，打开热量计算器，然后在通过骑车消耗掉了早上吃的甜甜圈的 250 大卡后，就下了车。减重和"热量摄入 – 消耗"无关，尽管锻炼能消耗热量，但它不会减脂。这就是我的体重从没减轻的原因。我并非不可救药，只是被误导了而已。

我并不是唯一一个对此一无所知的人。我遇到的不少人都告诉我，他们现在的运动强度比以前大，但他们的体重还在不断增加。他们也许一天只摄入 800 大卡的热量，最后燃烧了 1500 大卡，但他们还在不断发胖。这是怎么了？问题就在于"热量摄入 – 消耗"的减肥模式大错特错。我们已经分析过，体重变化是受激素调节的，而在储存脂肪方面，胰岛素发挥了很大的作用。

在我通过断食和低碳饮食减掉了 27 千克体重后不久，我去了一趟巴黎。这次巴黎之行才让我真正洞悉了关于锻炼和减肥的真相。我和我的朋友们在巴黎街头徜徉了好几天，但我们没有看到一家健身房，一家都没有。然而巴黎人一点都不胖。事实上，如果你是个肥胖患者，你就不可能在巴黎正常生活。巴黎没有自动扶梯，而且电梯很小。我身高 1.6 米，但当时我大概有 54

千克重，在一个小得不能再小的电梯中，我的幽闭恐惧症都快要发作了。地铁上的座位很窄，过道也很窄。

和我一起旅行的一个朋友很胖，她对我说："梅根，除非减肥成功，否则我再也不来这儿了。这次出门才让我意识到，自己胖成了这样。我想不通啊。这些当地人不吃早餐。他们一天吃两顿，而且他们的饮食中有很多油腻的食物，比如奶酪、黄油和蛋。巴黎人走很多路，但除此之外他们并不运动。可他们是那样的苗条！"

锻炼不会帮你减重。肥胖与否是受激素调控的，因此你在跑步机上跑了多少分钟并不重要。如果你经常吃不好的食物，并且不给你的身体燃烧脂肪的机会，你就无法减掉任何重量。没错，你可以锻炼你的肌肉，但你无法锻炼你的激素。

我的大多数客户都被彻底洗脑了，他们以为，只有运动才能减重，或者运动才能加快这一过程。尽管这种观念一再遭到反驳，但人们似乎很难抛弃这种想法。没错，锻炼能给健康带来诸多益处，包括提高肌肉张力、改善情绪、提高灵活度、增强体质，但它不会帮你减重。

为了其他那些健康收益，我会在凌晨 4：30 把自己从床上拖起来，练习举重，每周坚持 4 天。这使我长了几千克肌肉，我很高兴。而且我现在也拥有强健的骨骼。但以前锻炼没有帮我减重，现在也同样没帮上什么忙。

"热量摄入－消耗"的减肥模式是完全不堪一击的，它给人们带来的控制感是虚幻的。我常常问我的客户们，为什么以前他们做的锻炼没有办法帮他们减重，他们依然认为锻炼是有效的？他们总是回答，那是因为他们以前锻炼得还不够努力。

减重的确是你能掌控的事，但这和有氧运动课没关系，它和你吃什么食物，尤其是你什么时候进食有很大的关系。尽管我会鼓励我所有的客户尽量多活动，但我们不该为了减重而锻炼。我们已经反复试过很多次，结果我们越来越胖了。因此，请你锻炼，并且断食。

冯子新博士 ———————————————

终极格斗锦标赛（UFC）冠军乔治·圣皮埃尔是我最有名的客户之一。2017 年 11 月 4 日，这位综合格斗界的传奇人物将迎战迈克尔·比斯平，争夺 UFC 的中量级冠军。乔治已经 4 年没有为夺冠而战了，因此对他、对他的粉丝、对这一运动来说，输赢很难定论。他需要在正式称重前增重，因此他开始每隔 2 小时就吃一次东西。在他的一生中，他一直习惯于这么想：想要增肌，就需要更频繁地吃东西、吃更多东西。因此，除了严格的训练之外，他的食物摄入量也达到了史上最高点。这样做的结果是灾难性的。他开始抽筋，睡不着，经常把早餐吐出来，最令人担忧的是，他还便血了。由于找不到病因，乔治只能咬紧牙关熬过这种种痛苦。尽管形势不利，他最终还是在第三轮中赢得了冠军。

后来，医生们终于有了结论：乔治患上了溃疡性结肠炎。这是一种引起肠道溃疡的炎症性肠病。医生给他开了药，但乔治希望能找到其他方法来对付他的症状。他来找我，我向他推荐了间歇性断食。短短几周的时间，他的症状就大幅好转了。他睡得更香了，炎症消退了，不再抽筋了。而且他的骨量和肌肉量增加了，脂肪率下降了。对于乔治这样的精英运动员来说，最棒的是他的精力更充沛了，他觉得锻炼效果更佳了。现在，乔治会以空腹训练开启新的一天，他说他觉得自己的步履轻松多了，注意力也更集中了。

和饭后锻炼相比，空腹锻炼会带来更好的效果，这是事实。不妨想一想：你宁愿和一只饥饿的狮子搏斗，还是宁愿和刚吃了一只美味大羚羊的狮子搏斗？你永远不会选择前者，因为它更加凶猛、迅捷、杀气重！

当你在断食期间锻炼身体时，你的胰岛素水平下降了，而去甲肾上腺素和人类生长激素的水平却上升了。在这种激素状态下，你拥有更多的精力（因为去甲肾上腺素和人类生长激素给你提供了精力），因此你可以更使劲地锻炼。而当你在结束锻炼后进食时，你的生长激素水平仍然保持高位。生长激素有助于重塑肌肉，因此你能更快地恢复。

从人的生理机制来说，运动前需要进食是毫无依据的。事实上，我经常鼓励人们在清晨起床后先去做空腹运动，因为这时身体已经有了所需的全部燃料。凌晨 4 点，你的身体会体验到激素的激增，这会使葡萄糖进入你的血液。在你清晨 6 点或 7 点或早晨的任何时间醒来去锻炼时，你的身体还在消耗那些葡萄糖，因此你不需要进食。

在断食的同时运动，也许会造就一个更加苗条、肌肉更多、精力更充沛的你。你只需要记住，锻炼本身并不能帮你减肥。断食才可以。

享受美食
不需要罪恶感
Feasting Without Guilt

16

伊芙·迈耶

"断食"指的是选择在一定时间内不吃东西的行为。而"进食"指的是选择在一定时间内吃喝的行为。请忘了你以前尽情享用过的那些丰盛的,堆满汉堡包、比萨、碳酸饮料、薯条和冰淇淋的饕餮盛宴。我即将向你展示如何在受到断食激励的全新生活中用心地、健康地、满足地享受美食。你没断食的时候,你是可以享受美食的,没错,但这和你以前享受美食大不相同。

一场盛宴是一种什么样的观感

当我刚开始学着断食时,我对未知的一切充满了恐惧。我会感到饥饿吗?我会饿得半死吗?我真的能做到吗?然而,在我完成了几次短时间的断食后,我知道该期待什么了。我开始适应稍微有点饥饿的感觉,不再为没吃东西也不饿而感到惊讶了。有时在我断食的时候，我感觉好极了。而且，有时断食能让我体验到清晰的思维和更高层次的快乐。

但是，我仍然想吃东西，我仍然喜欢吃很多东西。我喜欢和美食有关的一切——从食物的香味到食物在我嘴中的口感和味道。在我开始断食前，我以为那些不吃正餐的人就是不喜欢吃东西，他们是一群怪人，绝对不可能是吃货。我还担心，如果我断食的话，我也会成为那样的人。

我错了！

每一次断食之后，都应该有一次盛宴。让我说清楚，享受美食并不是我过去认为的那样：无休无止地暴饮暴食，给我的胃造成了非常大的负担。相反，这应该是一段快乐并用心享用健康食物、直到你感到饱足的时光。理想的话，这段时光大约会持续 1 小时。

我并不是说，尽管你很讨厌西蓝花，你也应该完全克制你的情绪，带着垂涎欲滴的眼神，坐在一大碗西蓝花前。理想的情况是，你应该选择你爱吃的、含有健康脂肪的低碳食物，最好是全食物和有机食品。没错，你不会喜欢所有对你健康有益的食物。随着时间的流逝，你的偏好和口味会发生变化。

这是一种关键的变化。

但是，享受美食并不是说要吃得多么完美，即便健康的人有时也会沉溺于那些不健康的食物。现在，我在 90% 的时间中吃那些让我感到舒服的食物，在剩下的 10% 的时间里，我会吃一些没有什么营养价值、也不太可能让我感到舒服的食物。我非常喜欢汉堡包，我希望可以像以前那样，经常享用它们。但我知道，如果我吃了薯条、培根双层芝士汉堡和巧克力奶昔的话，那么我会感到无精打采，并且会发胖。我还注意到，如果我这样吃的话，第二天我会嘴馋得令人难以置信，这是无可否认的。所以，我会享用一大碗蔬菜沙拉，配上烤洋葱、牛油果、培根、切达干酪丝和墨西哥胡椒，再放上一块嗞嗞作响的和牛牛肉饼。我很享受这顿美餐，每一口我都吃得很香。吃完后，我觉得通体舒畅，而且第二天不会嘴馋。

你也许会问，怎样才能用心地进食呢？让我来分享几个小诀窍。

首先，选择你喜欢的、让你感到饱足的食物。如果你不擅长厨艺，让你家里会做饭的人帮忙。如果你有时间，把食物摆放整齐——用你家里最华丽的餐具，哪怕只是一些纸盘。你装盘的食物应该具有各种不同的色彩、质地、香味和温度。尝试不同口味的组合和意想不到的搭配，比如把酸酸脆脆的青苹果和切达干酪配在一起。如果你喜欢和别人一起用餐，可以和你的朋友、家人或同事共享美食。关掉电视机，放下手机，慢慢咀嚼食物，细细品味。嗯，真好吃啊。

我们的目标是：让一场盛宴得到不受干扰的华丽呈现，摆上你喜爱的高质量食物，然后敞开肚子吃到饱。别去算什么热量、健康脂肪的摄入，也不要因为你觉得别人会认为你吃得太多就停下来不吃了。吃到你感到满意、饱足、舒服为止。

这听上去是不是像一个永远无法成真的美梦？当然了，我承认，我刚才描绘的只是一种最理想的场景。在现实生活中，有时我们没有时间、财力或意愿去准备一顿盛放在精美瓷器中的美餐，然后和我们挚爱的、面带微笑的、坐在我们身旁的家人们一起享用。有时我们一天工作 11 小时，没法去食品店采购。或者，正在青春期的子女有点闹心，他们不愿坐下来和我们一起吃饭。或者在断食 24 小时后，你不太想吃东西，因此你胡乱把一块裹着热培根的切达干酪塞进嘴里，把自己烫个半死，还把培根的油滴到了水槽里。（天哪，我希望不是只我一个人才这副德行！）

虽然现实未必总是那么理想，但我们既要断食，也要美餐，这仍然是事实。断食和美餐都不该是惩罚，这两种活动都可以给我们带来快乐。断食能给我们带来自由，要洗的碗碟少了，购物的次数少了，做饭的时间少了，给自己的时间多了。美餐能让我们兴奋，有我们喜爱的食物，新的菜谱，和朋友们共享的大餐，再来一杯葡萄酒。

事实是，我们应当吃东西，我们应当享受食物。我承认，更换食物并不容易，并且对我来说，放弃吃糖就像办丧事似的。但通过按照我为自己选择的方式进食，我能在 10% 的时间中吃一些不在我的健康食物清单上的东西，并继续减肥。

你的朋友和家人会学会接受你的断食生活方式，当看到你在享用美餐，他们也会感到高兴，并松一口气。当你在断食时，你可能会抱怨：饿肚子真难受，或者你多么想吃那些对你不好的食物。记住，这是你自己的选择，而且你可以随时终止断食。这也意味着，你可以偶尔抱怨一下，但永远别忘了，总是抱怨会让别人感到厌烦。在你结束断食之后，爱你的人想看到你享用美食。他们需要知道，你没有让自己挨饿，并且你懂得滋养自己的身体，你有健康的态度。向他们证明这一点的最佳方式，就是真正地快乐享用美食。

所以，尽情地吃喝吧，享用美味的食物，享受吃下的每一口。津津有味地咀嚼那一口口健康、美味、精致的美食，享受每一刻这样的美好时光。人们常常说，小别胜新婚，食物和你味蕾的关系也一样。断食真的能让食物变得更加美味，提升你的体验！

进食是一种极其自然的人类行为，是生命延续所不可或缺的。吃东西应该是一种愉快的体验。学会心安理得、毫无负疚感地享用食物，是学习如何断食的重要一环。

如何心安理得地享用美食

1. 控制吃什么、何时吃、在哪吃、吃多久。1 小时是吃一顿饭的理想时长。

2. 消除吃饭时的干扰。比如放下手机、关掉电视、放下手上的书。

3. 提醒你自己：你是一个需要食物提供能量的生物，而获得食物应该是一种愉悦的体验。

4. 吃到你觉得饱足舒适为止。不要还没吃饱就不吃了，也不要因为害怕自己过一会儿会饿，而吃个不停。以后你还有许多获得食物的机会。

5. 不要把你选择的食物及其数量与别人的做比较。每个人都是独一无二的。

6. 记住，吃东西是没问题的。不要因为享受美食而惩罚自己。不管身材如何，你都应该获得营养。如果人类憎恶去做他们为了生存而必须做的事，那绝对是反常的。

甜食（和其他过于诱人的食物）的问题

我想提醒你的是，不要在享用美餐时吃那些会让你吃个不停或沉迷上瘾的食物。除了在医院做完 3 次减肥手术后的那几天之外，我以前每天都会吃点甜食，直到我开始练习断食。有时我一天会吃好几次甜食。是的，我对食物上瘾，而且我肯定对甜食上瘾。我渴望它们，我期盼它们，我爱它们，它们让我兴奋。

在我开始断食前，我也曾试过戒甜食，结果我一败涂地。尽管我一反常态、少吃了很多甜食，但每当我想吃什么甜的东西时，我就会用赤藓糖醇或甜菊苷做低碳甜点吃。一开始，我觉得它们的味道很怪，但没过多久我就完全接受了。我当时想："如果我能在减肥的同时继续吃甜食，哪怕是'假的'甜食，我也可以一直这样活下去。"

但问题来了，我减掉 11 千克后体重就不再下降。我想减掉更多，而且我知道，如果不让我的饮食再上一个层次，就无法实现这点。另外一个问题是，尽管甜菊苷等天然甜料不含热量或热量极低，但它们会影响我的胰岛素水平，我会出现胰岛素抵抗问题。因此，如果我希望自己的血糖稳定下来，那么我就不能吃甜食。或许不是永远不能吃了，但至少在我达到期望的身材并掌控了我的健康之前，是不能吃的。

2018 年初，我第一次尝试断食，我放弃了生活中所有甜的东西，这简直是毁灭性的。在我早晨喝咖啡时，我会皱起眉头，因为我讨厌奶咖没有加糖的味道。我闷闷不乐，我担心食物不会再让我感到欢喜，因为以前甜品一直是一餐饭中我最爱的东西。我就像一个正在戒毒者。而且我怎么也想不明白，为什么在经历了一次断食之后，尽管我减掉了一些体重，并体验到了多年以来前所未有的健康，我竟然还如此想念这种对我的健康危害极大的东西。

我经常作弊。比如，在我断食的第 11 天，我在我每天喝的两杯咖啡中加了 4 滴甜菊苷。一次，在父母家中住的时候，当我独自一人时，我把厨房中的最后一个甜甜圈塞入了嘴中，把盒子扔到了外面，好像有人会为了那个消失不见的甜甜圈而进行犯罪现场调查似的。还有一次，虽然我可能并不需要使用药物来助眠，我却吃了一片可咀嚼的褪黑素片，只是因为我想体验一会儿甜味在舌头上蔓延的感觉。

最后，我痛下决心，我必须避免受到更多的诱惑了。我把家里所有的甜食都扔掉了，还把我储备的赤藓糖醇和甜菊苷也扔掉了。当然了，我为自己这样浪费而感到内疚，但我不能把这些东西留在我的身边。我想要健康。我不想要这些会操控我的东西。而且我知道，为了成功，我必须速战速决、快速戒掉坏习惯。

我这样做了。

很快，我就没那么想念甜食了。我还记得，有一天，我原本计划不吃早饭和午饭，直到下午 3 点我才觉得肚子有点饿了。终于，我坐下来吃东西了。当我把第一口食物放入嘴中时，我突然意识到，为什么我一直都没感到饥饿，是因为我一直没有对甜食产生强烈的渴望。

现在，我在 90% 的时间中不碰糖和甜味剂。现在的我喜欢喝不放任何甜味剂的咖啡，而以前我曾经对所有人发过誓，我绝对不可能碰那样的东西。如果我吃了什么甜的东西，那通常是到了什么特别的场合，或者我无法继续忽视我对甜食的渴望了。

现在我的头脑更清晰，而且我一直维持着更健康的体重，在我人生中这还是头一回。我几乎从不生病，而且我觉得自己的身体很棒。我想，我的生活还是挺甜蜜的。我就是一个活生生的例子，你一定也能戒掉糖或任何会让你上瘾的东西。你也许会觉得，失去甜食后你的生活将变得索然无味，但和任何会让人上瘾的东西一样，这不是真的。糖在骗你的身体和心灵相信有了它你才能活下去，但其实你并不需要它。

糖和甜味剂会让很多人的断食之路难上加难，因为它们会刺激食欲。它们也会让很多人难以继续减重、停滞不前。每周将你的糖摄入量减半，坚持一个月，直到你不再摄入任何糖分。同时，注意你的思维、身体和体重发生的变化。只有在做到这些之后，你才能够判断，你想放纵自己吃多少糖。

享受美食不是暴饮暴食

由健康食物组成的、受你掌控的美餐，和暴饮暴食不是同一回事。"bingeing"（意为大吃大喝、暴饮暴食、狂欢作乐）这个词，有时被用来泛指任何一种过度放纵的经历。但事实上，暴饮暴食是一种病，也是美国最常见的饮食失调症。在我 36 岁之前，我也一直饱受这种疾病的折磨。白天我能保持正常饮食，但到了晚上，我会坐在电视机前，狼吞虎咽地吃薯片、冰淇淋、肉和糖果，而且吃很多。一直以来，我都能听到我的头脑中有一个残酷的声音。它一边告诉我，我很胖很丑，一边又告诉我，食物会让我感觉好一些。我会贪婪地吃个不停，直到这个声音消失，而我生活中的种种压力也随之慢慢退去，被吃下太多东西的痛苦淹没。

如此胡吃海喝，让我无法面对生活中的各种现实。食物罩住了我，让我不再感受到快乐或悲伤，也失去了自豪感，让我成了一具没有感觉的僵尸，拖着沉重的步伐木然地往前走，我想要尽力做到最好，却完全没能体验真正的人生。我用炸鸡和蛋糕，将悲喜都挡在了外面。

我感到痛苦、绝望，但我意识到，我必须给年幼的女儿树立积极的榜样。如果我以这种方式教她胡吃海喝、暴饮暴食，那我永远也无法原谅自己。因此我采取了行动，我报名参加了一次为期 40 天的门诊式心理治疗。通过各种治疗，我战胜了暴食症。

如果你觉得自己可能患上了暴食症，康复治疗可能很适合你，但也可能不适合你。认知行为治疗也帮了很多人。但我首先建议你在吃东西时，注意一下你自己当时的想法。你是否在想这些：

> "你不配吃东西。"
>
> "在这些苗条的人面前吃东西，你应该感到羞愧。"
>
> "你是这个房间里最胖的人。"
>
> "你真恶心。"

如果你有这样的感觉，想象一下，如果有人对你的女儿、儿子、闺蜜或伴侣说这样的话，你会有什么样的反应。你会保护他们，不让他们受人辱骂，对吗？那么你为什么总是允许自己被这样对待呢？如果你患上了暴食症，我建议你去寻求心理治疗，这将让你学会充满爱心地和自己说话。

你是一个暴食者吗？

美国饮食紊乱协会（The National Eating Disorders Association）将暴食症定义为一种严重的、威胁生命的、可治疗的饮食失调症，其主要特征如下：

- 反复多次地吃下大量食物（往往吃得很快，而且会吃到自己不舒服）。
- 在暴饮暴食的过程中产生一种失控感。
- 在饮食过量后感到羞愧、沮丧或内疚。
- 经常使用不健康的补救措施（比如催吐）来抵消暴饮暴食。

如果你符合其中任何一条，我鼓励你向心理治疗师求助。

梅根·拉莫斯

很多节食法声称，吃到饱为止会让你发胖。这一误解深入人心，甚至到了这样的程度：我让我的客户们在感恩节后的那个星期一去称一下体重，结果称之前很多人（有男有女）都失声痛哭起来。"我发誓我没有吃任何面包、土豆或甜点，但我吃了那么多东西。"他们总是这样说。

但当体重秤屏幕上的那个数字出现时，他们马上破涕为笑了，快乐取代了后悔。毫无疑问，几乎我所有的客户都没有增重，他们的体重不是减轻了，就是仍然维持原状，尽管那是在一次节日盛宴之后！他们实在无法理解：自己明明吃了这么多东西，怎么体重并没有增加，连增加 4.5 千克都没有，这怎么可能呢？

享用美食背后的科学

在感恩节盛宴之后，我的客户们并没有增肥。因为体重的增加和你摄入多少热量、消耗了多少热量无关。体重的增加是受激素控制的，主要是受胰岛素的控制。摄入大量精制碳水化合物直到吃饱，会让你的胰岛素水平显著提高，但让你体内天然的饱腹感激素无法被激活，从而让你长胖。但感恩节的大餐一般不会含太多的碳水化合物。当然了，桌上可能放着面包卷、面包馅料和南瓜派（都是含有大量碳水化合物的食物），但你一般会吃同样多或更多的抱子甘蓝、火鸡和红薯，这些食物对胰岛素的影响要小得多。

如果你真的在感恩节吃了一顿高碳大餐，还一个人吃了一整个苹果派，那么你真的会有麻烦吗？如果你"通过断食解决掉它们"，那么就不会有麻烦。我老干这样的事儿。我真想告诉所有人，我是一个从来不碰碳水化合物的超人。可惜我不是。有时我会吃比萨，而且我通常会吃很多。这没关系。

我通常会在吃比萨后安排一次断食。断食会通过降低我的胰岛素水平并消耗脂肪中储存的食物能量，来"修复"这个比萨带来的激素问题。这样做也消除了我的内疚感，以前我吃比萨时，常常会满怀内疚。

很多客户难以心平气和地接受吃到饱为止、定期摄入碳水化合物的理念。他们只知道，吃到自己觉得饱足往往会导致体重增加，而他们往往需要花几个星期，甚至几个月的时间，才能抵消那一顿高碳大餐带来的损害。

对我而言，这也是来之不易的一课。

2012 年，我通过断食和低碳饮食重获健康，并重新掌控了我的体重。我制订了一个计划，打算和我的两个最要好的闺蜜一起去欧洲玩一个月。然后我突然想到了一个问题，忍不住哭了起来。既然要去意大利，我怎么可能不吃比萨或意面呢？我希望能真正体验我们游历的国家的文化，而食物是人们生活方式的重要组成部分。我可不想错过这一切。

随后我意识到，我的体重、我对饮食的理解和我对美餐的渴望，这一切全在我的掌控之中。如果我计划晚餐吃比萨、午餐吃意面，我可以在白天观光的时候不吃东西。我也可以在往返不同城市的那些日子断食，这样的话，万一我看到了一个似乎好吃得无法拒绝的冰淇淋，我也不用忍着不吃。

在那次欧洲之行中，我执行了我的计划。在我出门在外的那段日子里，我减掉了 4.5 千克。在我们的旅行快结束时，我还不得不在罗马买了一条短裤，因为我原来的短裤太大了。那次旅行比以往任何时候都让我更明白一件事：断食是一个好工具，它让我能够掌控自己的身体和幸福。我可以既享受美餐，又实践断食，并且过得好好的。

我的很多客户都害怕吃东西，但他们也害怕不吃东西。别人告诉他们，一段时间不吃东西会让他们暴饮暴食、体重增加。我想在这儿告诉你，美餐和断食是一个自然的循环，你可以享受这个循环的各个组成部分。你要相信，吃该吃的东西，或在沉溺于高碳食物后找时间安排一次断食，会给你带来一种控制感。最重要的是，在节假日和你所爱的人一起享受美好时光，不要太过担心你的假日饮食习惯是否会影响你的腰围。我们生来就应该和我们所爱的人一起享用美食，并可以在各种庆祝活动的间隙实践断食。

五种方法助你负责任地享受美食：

1.　**提前规划**：如果节假日或你的假期快要到了，试着在此之前或之后安排几次断食。短时间断食或深度断食都可以，这取决于你的断食"肌肉"有多强壮。但你可以适当延长断食时间。如果你通常情况下一周断食 24 小时，试着在节假日前后的一周断食 36 小时。

2.　**安排好享受美餐的时间**：晚餐吃得早比吃得晚好，因为这意味着在上床前多出了好几小时，可以消耗你吃下的东西。如果你打算摄入糖或碳水化合物，尽量在中午吃，而不要在傍晚或夜间吃。

3.　**坚守你的时间安排，不要吃零食**：在你吃大餐时就好好享用，尽量不要在此之前或之后吃零食。坚守你的用餐窗口时间很重要，因为这限制了你的身体一天中分泌胰岛素的次数，而胰岛素是储存脂肪的激素。

4.　**别喝碳酸饮料**：试着避免喝含糖饮料，特别是你知道自己即将在下一餐中大吃碳水化合物或甜点的话。也要注意那些用来调酒的饮料。玛格丽特酒、菠萝汁朗姆酒和其他许多饮料的含糖量都很高。因此，如果你喜欢混合酒水，试着将你选择的酒兑塞尔兹矿泉水或苏打水，再加少许酸橙汁。

5.　**小心葡萄酒**：如果你打算喝葡萄酒，尽量喝干葡萄酒，这种葡萄酒中没有残留的糖分。莫斯卡托和雷司令的含糖量较高，而卡本内干红葡萄酒和干香槟的含糖量较低，因此如果你看着酒单却不知该点什么，记住它们就是安全的选择。

健康的饮食习惯

断食会给你的腰围和整体健康创造奇迹，但想要保持良好的生活方式，只靠这一全新的饮食模式还不够。你需要一整套健康的饮食习惯，这样你才能在享受美食的同时不至于迷途忘返。下面的 5 个小贴士能帮助你取得进步，适应这种生活方式，并让你喜欢上这个全新的自己。

小贴士 1　破坏你的食欲

在吃一顿饭时，重要的不仅仅是你吃了什么，你吃不同食物的先后顺序也会成就你或祸害你。这是我在一次节假日家庭聚餐时学到的惨痛教训。

当我刚开始尝试低碳饮食时，在感恩节时我会吃妈妈做的美味的烤土豆，但我只吃 2 个，而且我总会先吃它们。为什么？因为我已经想了它们好多天，而且我想：“今天是节日，这是我应得的美食。”

这无疑带来了灾难性的后果。土豆让我的血糖水平飙升，导致我的胰腺分泌出大量胰岛素，让我感到饥肠辘辘。最后我会吃下太多东西，并且还想吃更多的土豆。然后，在大餐后的三天内，我会一直感到肚饱胀气，难受极了。我以为，这意味着我再也不能碰妈妈做的土豆了，但事实并非如此。我仍然可以享用它们，但我得换一种方式来享用美食。

现在，我换了一种顺序来吃东西。我会从餐盘中的蛋白质、脂肪和不含淀粉的蔬菜（包括沙拉、火鸡胸肉、火鸡皮、抱子甘蓝）开始。但不管具体吃什么，我总会在吃土豆前先吃它们。等我准备享用我的“美食”时，我的肚子已经饱了，几乎看也不想看那些土豆了。在快吃完一餐的时候，那些土豆对我的影响完全不同了。其他食物已经满足了我的食欲，因此我没那么想吃美味的土豆了。

如果你在外面用餐或参加盛大的筵席，一定要先吃绿叶菜等不含淀粉的蔬菜，或生长在地面上的蔬菜，比如西蓝花、花椰菜。然后摄入蛋白质，把含淀粉和糖的食物留到最后。这时你早就吃饱了，虽然这些东西充满诱惑，你也吃不下多少了。你甚至还可以再往前走一步，在出门前先在家里吃点东西，"破坏"你的胃口。在你吃饱后，避开那些诱人的食物就容易多了，要知道，这些食物可能会打乱你的饮食规划。

小贴士 2　不要心不在焉地吃东西

你是否会站着吃东西？你吃午饭时，是否还在电脑前工作？你是不是吃得很快，甚至都没怎么咀嚼食物？如果你吃东西时这样心不在焉，你也许吃了足量的一顿饭，但仍然感到没有吃饱。所有人都很忙碌。每个人都希望白天能多出 6 小时，因此我们大多数人至少每天有一顿饭是匆匆忙忙凑合着吃的，结果没过 1 小时，我们又感到肚子饿了。

不少客户告诉我，有时他们用餐后好像吃饱了，有时却觉得自己没有吃饱，他们不明白这是什么原因。我让他们把自己吃饭时在做什么都记录下来。这些记录常常会暴露出同一个问题，尽管有各个不同的版本，但其原理是一样的：他们有时在办公室吃午餐或晚餐，有时吃得急匆匆的。因为他们得送孩子去踢足球，或去学校接孙子孙女回家。当人们一边四处奔忙一边吃饭时，他们永远吃不饱。如果他们能花点时间去享用餐食，他们就会体验到强烈的饱足感。

那么，如果你没有时间好好用餐，该怎么办呢？很简单，别吃了。等你有时间了再吃东西，没时间就不要吃了。不要为了吃而吃。断食永远是一种选择，你拥有决定何时吃东西的自由。不要给自己施压，即便你不饿或很忙，也强迫自己一天吃好几顿，这样做毫无意义。

在你有时间享用餐食时再吃，意味着你可以慢慢地吃，充分咀嚼你的食物。美国歌手詹妮弗·洛佩兹曾说，每一口食物她都会咀嚼 20 遍，那么你为什么不这样做呢？饱腹感会延迟，从我们开始进餐到我们感到饱足之间存在一个时间差。因此如果我们吃得太快，我们的身体就来不及"登记"我们吃下的东西。其后果就是挥之不去的饥饿感!

小贴士 3　不要在饥饿时去购买食物

在腹中空空时去大采购,往往会让你在第二天后悔不已。如果我们在商场中采购时饥肠辘辘,我们更有可能被那些我们一直在努力抗拒的垃圾食物所吸引。

我会尽量在不赶时间的周日上午去农贸市场或商场,这真的改善了我和食物的关系,而且我购买的食物质量也更好了。我发现,如果我在忙碌时买吃的,我更有可能购买一些"快捷方便"的精制食物,而过后我会后悔。

小贴士 4　使用更小的餐盘

在准备我的婚宴时,我对店里的助理说:"我想要你们店里最小号的餐盘!"她看我的神情,就像我长了 10 个眼球似的。她说,第一次听到有人提出这样的要求。她遇到的其他顾客都想要最大号的餐盘,越大越好。显然商家已经发现了这一点,因为他们只有正常尺寸的餐盘和两个墨西哥阔边帽大小的餐盘。

当你使用较小的餐盘时,就是在向你的大脑发出信号:你需要少吃一点。这是因为,成年人倾向于运用外部线索来判断什么时候该放下叉子。这与孩童相反,孩子们主要依赖内部线索来提示他们别再吃了。如果我们吃完了小号餐盘中的食物,我们可以再取更多的食物。但小号的餐盘会迫使我们好好想想,我们是否还想要更多的食物。它能帮助我们更谨慎地吃东西。我们吃东西是因为饿了吗,还是因为我们想要吃完盘子里的食物?

小贴士 5　只在饭点进食

吃零食是让你长肉的最快的办法,即便你吃的是健康的食物,比如时不时地来一把杏仁,那么很快你的体重就开始反弹了。杏仁是好东西,但务必在你吃饭时再吃。记住：零食不是你的朋友。

　　想要做到不吃零食，一个实用的策略是：只有在坐在餐桌前时，才允许自己吃东西。这能帮助你改掉心不在焉地吃东西这个坏习惯，我们不应该那样做。只有在我们感到饥饿时，我们才应该吃东西，不饿的时候就不该吃东西。你吃零食是因为你饿了，还是因为你无聊了？

　　以前我上下班通勤的时间很长，所以我常常会在加油站买一包坚果。这是一个很难改掉的习惯。我曾经请专业人员来彻底清洗我的车，负责车内清理的工作人员说，他发现一些杏仁撒了，弄得车里到处都是。在开车从多伦多出发、前往奥兰多的前几天，我换了一辆新车。当时我下定决心，要维持车内的整洁，不放任何食物，结果我在整个开车期间都没有吃任何东西！所以，花点时间整理一下你的车，给自己一个"重新开始的机会"，在路上少吃一点零食。

　　还有一个妙招，我想推荐给那些晚上看电视的人：买一本字谜游戏书，放在你家的咖啡桌上。这样的话，当电视中放垃圾食品的广告时，你就有别的消遣了，还可以顺便锻炼一下你的大脑。

　　最重要的是，不要害怕。你可以在两次断食的间隙享用食物，你也可以适可而止地练习断食。参考一下这些小贴士，并在必要时将断食作为工具使用，你一定能在未来几年中保持现在的体重，同时收获快乐和健康。

实现你的目标，还可以拥有更宏大的目标

Meeting Your Goals and Going the Extra Mile

17

伊芙·迈耶 ————————————

到目前为止，你可能已经完成了好几次较长时间的断食，并让间歇性断食成为你生活方式的一部分。每个人实现目标的速度不一样，如果你暂时还没有实现目标，也没关系，早晚你会实现目标的！

追踪你的成功

随着你坚持断食、不断取得进展，你很可能想要衡量一下你取得了多大的进步。不过，追踪你究竟走了多远，并非仅仅看你的体重减了多少千克。你取得了多大的成功，可以用你现在能完成的事情来衡量，用你现在无须再

吃的药物来衡量，如果你曾由于健康问题多年来彻夜难眠的话，也可以用你现在获得的睡眠时间来衡量。还记得在你开始断食前，你写下的那些个人目标吗？拿出你的目标清单看看。如果你当时没把目标写下来，赶紧想几个出来，把它们写下来。现在就写。没事的，我等你。

准备好了吗？

现在你可以通过创建自己的目标追踪器来调整这份清单。在一张纸上、在网上或在你的手机上，记下你开始断食的日期、现在的日期，还有你打算实现阶段性目标的日期。这个"阶段性目标"日期可以是你的生日，你的结婚纪念日或任意日期。这也不必是你断食结束的日期。毕竟，断食是一种生活方式，而不是一场赛跑，我鼓励你将它永远纳入你的生活之中。

下面是我使用的一个目标追踪方式。我的目标是让体脂率下降到29%。我目前的体脂率是36%，所以我写下了我制定这一目标的日期、我希望能实现这个目标的日期以及中间的几个阶段性目标。如果你精通科技，你可以搞出一些花样，做一个能自动绘图的电子表格；或者你也可以和我一样懒，用手和笔将它粗略地绘制出来。无论如何，哪种方式能让你清晰地看到自己实现目标的过程，从而激励你继续努力，就用哪种方式。

2018 年 10 月开始	阶段性目标 1	最终目标
36% 体脂	32.5% 体脂	29% 体脂

我发现，这是追踪我一路进展的最简单的方法。这个方法也能让我关注我的整体健康和幸福快乐，而不仅仅是我的体重。

体重秤适合你吗？

称还是不称？这是个问题。你一定已经决定了自己该吃些什么、什么时候断食。同样，上秤称体重会帮助你还是阻碍你，对此你也要做出自己的判断。我的丈夫可喜欢体重秤了，每天早上如厕之后，他做的第一件事就是站到体重秤上。有时上面的数字会上升，有时会下降。但无论如何，他都能保持冷静，并把数据录入到 APP 里。他的大脑把体重秤上的数字加工为数据，或是可以通过拉动这个或那个拉杆就能改变的简单信息。他认为，体重注定会随着时间流逝而波动，因此这些数据永远都不会影响他的情绪。我得说，他是理性的，但我和他不一样。如果你也能保持冷静客观，并发现每天称体重能让你获得需要的信息，帮助你做出饮食和生活方面的建议，那么你就称吧。

当我给自己称体重时，我的反应和我丈夫截然不同。我非常敏感（至少可以这么说），当秤上的数字上升时，我立即会体验到一阵强烈的情绪波动，内疚、恐慌、伤心、后悔、羞耻、悲伤向我袭来，并且我害怕自己随时会再次发胖。无论我在一天中重了 100 克还是 1000 克，我都会出现这些情绪。当体重秤把一个可怕的数字抛给我时，我只想痛哭一场——有时我真的会哭起来，特别是当我前几天付出的努力和我在体重秤上看到的数字完全不相称的时候。体重秤上的一个让我讨厌的数字，可能会给我的一天都蒙上一层阴影，让这一天变得糟糕透顶，无论这一天发生了什么。

当然，也会有这样的日子：当我站到体重秤上，我看到上面的数字比前一天下降了。我会感到欢欣、喜悦、兴奋、踌躇满志、优越、幸福、眩晕、妙不可言。如果在前一天，我难得地享用了纸杯生日蛋糕，而第二天体重秤上的数字居然下降了，我会觉得自己大获全胜了。我心里在说："哈哈，秤啊秤，我终于把你骗了。昨天，我吃了一整个纸杯蛋糕，上面还有多得不得了的糖霜，可你竟然没有发现。从现在开始，我大概可以想吃什么就吃什么了，因为即使我作弊了，我的体重也没有增加。我终于找到了欺骗我身体的好办法！"

请你相信我，我并没有为这些想法而感到沾沾自喜，而且我知道这些想法毫无事实依据。但我现在已经知道，我的大脑是多么迷恋食物。所以，为了我的理智着想，我决定不再每天都称体重了。

然而，体重秤未必能说明什么问题，这个事实仍然没变。当我进行第一次深度断食时，我的体重每天都在下降。但突然之间，在临近结束的时候，我的体重又开始增加了。是的，你没看错。我已经超过一个星期没吃任何食物了，但我的体重还在增加。5 年前我的体重是 88.5 千克，如果我想享受呼吸运动，就无法拉上紧身牛仔裤的拉链。今年当我的体重也达到 88.5 千克时，同一条牛仔裤宽松得几乎要滑下来。为什么？因为我长出了更多的肌肉，而我拥有的脂肪变少了。我的体重还是一样，但我有了更多的肌肉，我的身体组成成分更健康、更平衡了。

称体重这个方法未必适合每一个人，也没有把所有因素都考虑在内，比如肌肉的密度比脂肪高这一事实。如果你练习了举重，你的衣服可能更合身（就像今年我穿牛仔裤一样），但你会比从没去过健身房的时候更重一些。体重秤上的数字也无法反映出其他重要的健康指标，比如骨量、血压、心率等。

如果你有点犹豫不决，不知道自己该不该用体重秤，下面这个方法可以帮你衡量你对它的依赖程度，以及你对它的情绪反应：连续一周每天在同一个时间称一下你自己的体重，记录下你的体重和当时的感受。如果你没有因为体重的波动而感到担忧，那么继续天天称体重。如果你每次因增加了一点点体重就感到恐慌，也许你该每周或每月称一次体重，或者干脆不称。找一个最适合你的时间去称体重。如果你无论何时都对称体重很在意，那么把体重秤送给你的朋友或捐给别人。如果你的家人想留着体重秤，让他们把体重秤放在你看不到的地方。

追踪你的身体数据

和天天称体重相比，我宁愿给自己量身，包括我的体脂率、我围度增加或减少的每一寸。要知道，这些数据不会像体重那样快速波动，因此如果你每天或者每周测量它们，就会带来问题。这些数据也会根据测量者和测量设备的不同而出现巨大差异。比如，我、我丈夫或我的教练给我测出来的数值就完全不同。试着每个月记录一次你的身体数据，并让同一个人用同一种工具测。

我相当地守旧，所以我用卷尺来记录我增加或减少的尺寸。但如果你想用高科技产品并且不在乎花多少钱，我发现用双能 X 线吸收测量法（DEXA）来扫描身体成分非常不错。你可以上网搜索，找到你所在区域中专门进行这种测试的地方。如果你想按月或按季度进行测试，一般来说你可以购买套餐，这样能降低费用，我就是这样做的。这些测试仪器迅捷、无痛，并会给出一份关于你身体数据的全面报告，包括体脂率、瘦体重含量、骨密度，等等。

DEXA 扫描非常简单——当 3D 扫描仪分析你的身体时，你可以穿着所有的衣服。结果会在几分钟内得出，包括图表和数据。如果你以后再来做扫描，你会得到一个将现在的测量数据和先前的测量数据进行对照的图表。

这些扫描仪告诉了我一些我以前从未想到的事情。比如，显然我的骨量很不错。为什么？大概是因为 20 年来我一直超级肥胖，而我的骨骼需要承载这么重的重量，一定非常强壮。它们还显示，我的内脏脂肪（内脏周围的脂肪）正在下降，这是个好消息，因为内脏脂肪高是罹患心脏病、代谢综合征或 2 型糖尿病的一个倾向性指标。

然而请你别忘了，DEXA 扫描也可能让你看到你自己不想看到的一面！在我第一次进行扫描前，工作人员让我独自留在一个房间里，并告诉我，我可以脱掉衣服，只要我觉得自在就行。我需要站在一个圆形平台上，同时握住两个手柄，然后松开手，按下几个按钮。我想获得最精确的测量结果，所以我把衣服全脱了。技术人员要我把头发绾起来，因此我像一个相扑手一样把头发盘在头顶。我双脚分开与臀部同宽，赤裸的身体暴露在仪器前，双手握着手柄，按下那些按钮，圆形平台开始带着我缓缓旋转。我当时终于体会到法式烤鸡的感受了！

当我穿上衣服离开房间时，工作人员告诉我，信息会在当天通过电邮发送给我。下班后我离开了办公室，回家后，我打开了电邮，已经有结果了！我迫不及待地想要看到那些关于我身体的数据、信息和测量结果，于是我移动鼠标，打开了邮件。但是，当我看到电邮预览窗口上的东西后，天啊！我大吃一惊。上面是什么呢？在我的特大电脑屏幕上，是我那赤裸的、法式烧鸡一般的身体在不停旋转的影像。当然，这是经过电脑处理的影像，但谁都能看出来，这个人是我。这令我瞠目结舌，震惊至极，我并没有做好看到我身上每一处瑕疵的准备。我本以为我已经非常熟悉我的各种不完美了，但我错了！

在我稍稍平静下来后，我对这个旋转着的身体模型产生了兴趣。现在我发现，这样的扫描对精准测量是有用的。但谁知道我赤裸的身体会出现在电邮中，如果事先能收到一点提醒就好了！

其他一些追踪成功的方法

你可以用任何对你奏效的方法来衡量你的成功，但以下几个方法你可能想要尝试一下：

- 每个月在同一天穿同一身衣服，让别人在同一个地点给你拍一张全身照。每个月把这张照片贴在冰箱上，并在照片上注明拍摄日期和你当时的体重。

- 找一条你已经穿不上的牛仔裤，每周试穿一次，看看能否穿上。

- 每周将一条细绳围绕你的腰部一圈，并按你腰围的长度剪短绳子。把每周剪下的绳子从左到右依次悬挂起来，看着这些绳子越来越短——虽然有时你的体重可能并没有下降！

- 监测你的血糖，用一个应用程序记录它。每周回顾你取得的进展。

- 每天用自动血压计（网上有卖）测 2 次血压，并使用电子表格记录数据。每周生成一个图表来查看你的进步。

- 绕街区走一圈，给自己计时。每个月记录一次时间，并和上个月的数值做比较。

- 每天做一次平板支撑并计时，记录你能坚持多久。

- 每个月从同一个角度给自己拍一张自拍照，并将照片和以前的自拍照进行比较。

- 记住你把皮带扣在哪个孔中，看位置是否会变。

- 注意一下，当你走上一段台阶后，会不会喘不上气。

- 去找你的医生做一次全面的血液检查，包括总胆固醇、类脂和甘油三酯。在年度体检期间，这些费用往往是由保险公司全额支付的。

测量你的成绩是实现成功的关键。如果你不知道你想取得什么成果——或者你已经走了多远，你就无法知道你已经成功了。有时，在你胜利了一次后，你会遇到一个似乎没完没了的"平台期"。有时候，胜利会接踵而至。跟进你的测量数据，并享受成功的喜悦。我们花了这么多的时间责备自己，现在是时候让自己高兴高兴了。该表扬自己的时候，就要表扬自己！

当你实现目标之后

你做到了！恭喜，你是个"摇滚巨星"！

现在你需要做出一个选择。你可以判断一下，你最初设立的目标是否足够了。也就是说，你开始时设立的目标，是否是你现在打算一直保持的目标。或者你可以做出决定，把球门柱再稍微放远一点，设定一个更有挑战性的目标——一个能给你带来更轻体重、更多健康收益或更多人生回报的目标。无论你做出了什么样的决定，都由你说了算，并且你可以随时停下。毕竟，人们总有改主意的权利。

事实上，你完全可以满足于目前的状态。如果你发现自己已经对现在的这副身体满意了，而且你也很健康，就没有必要再推自己一把了。相反，你应当注意到自己的变化，祝贺自己取得成绩，享受成功的感觉，并学习你需要做些什么才能继续保持。一定要表扬自己，并找到一个激励性的方法来监管自己、保证自己依然在正轨上。记住你的目标未必非得是体重秤上的一个数字。你的目标可以是有更高的灵活度、穿上以前的牛仔裤、达到某一体脂率、徒步时不会喘气，或者是任何你认为值得付出努力的事。

你只需要记住一点：对于一些人来说，保持战绩很困难，或者保持战绩比先前实现目标更困难。我说这些话可不是为了吓唬你，我只是实话实说而已。满足于你实现的目标并停留于此，并不意味着你可以就此放弃了，可以去当地邋里邋遢的小餐馆点超大份的芝士汉堡、薯条和碳酸饮料了，你可以永远不再断食了。你得不停努力，即便你只想保持目前的状态。而且请你记住，你也许会时不时地出岔子或遭遇挫折，这些都没关系。在第 21 章中，我们会谈到很多让你重新走上正轨的好办法。

制定更宏大的目标

在你适当庆祝自己实现目标并按照你的意愿保持这种状态一段时间之后，你该做出决定了：你是否还想往前多走一步、更上一层楼呢？也就是说，你需要树立一个全新的目标。比如，我目前维持着我的第一个目标——让体脂率下降到37%，但我决定再和自己赛跑一次，我将为了 29% 的体脂率而努力。你第一次制定目标时的那些法则，现在仍然适用。如果你需要重温一下，请回顾"第 7 章：为你的断食之路设置目标"。

"达到现在的目标已经足够了，我不需要再加把劲了"——对我来说，做出这样的决定很奇怪。我是一个工作狂，因此我会身不由己地继续努力，直到我累得倒下为止。但我在学着为自己取得的成就而表扬自己，欣赏我焕然一新的身体，试穿新衣服，开启人生中的第一次徒步，并接受这一点：我的梦想终于实现了。我希望你也一样！

当意外事件（美好的）发生时

要知道，你做出改变目标的决定，可能是意外事件促成的。当我实现我最近的减肥目标（减到 88.5 千克）时，我欣喜若狂。在度过了体重减轻而后又不断反弹的数十年后，这是我第一次保持这个状态足足一周。随后，通过结合断食和生酮饮食，我的体重开始继续减轻，减到了 84 千克。在过去的 7 个月中，我的体重一直介于 82～86 千克。对我来说，这是非常了不起的成就。就目前而言，这已经足够了。我无比自豪，并且还在调整状态、试着接受这个事实：现在我轻了几千克，可以在普通的服装店买衣服了。说实话，我简直不敢相信，在我的一生中，我竟然有这样的机会，我可以不用去超大号服装店买衣服，不用去订购大码的鞋子了！而且，我感觉棒极了。今年我只生了一次病，我以前一年总要生五六次病，所以这是令人惊叹的进步！

继续前进

定下第二个、第三个或第四个目标，并不会降低你实现第一个目标的成就感。这相当于已经登陆月球后，决定去拜访火星！为什么不呢？你想要什么由你说了算，而且这一旅程可以按照你的意愿结束或继续。我唯一的建议是，不要同时追逐两个以上的目标。这有助于你清晰聚焦并想象你将取得的卓越成就。我们人类并不擅长于一心多用、同时去做好几件事。总有新的目标等你去实现，因此你不必担心你没有目标，你可以一直努力去成为最好的自己。

让你的断食
无后顾之忧

Problem Solve Your Fast

4

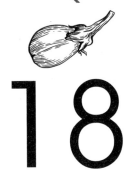

断食时会出现的
常见生理问题
Solving Health Complaints

18

梅根·拉莫斯

在断食时，你可能会出现一些新的生理变化，这样的预期是合情合理的。没错，你需要学习如何应对饥饿，而且你也会遇到一些意想不到的问题，比如口渴加剧、头疼或失眠。并不是每个人都会出现这些症状，但这些情况的确时有发生，其实这些问题都没什么好担心的。如果你遇到了一些更加严重的健康问题，比如贫血症、肾功能失调、肝功能失调或心律不齐，这些问题则是非常罕见的，你需要请医生为你诊视。

在本章中，我们列出了人们刚开始断食时最常见的一些生理反应。请记住，每个人都是与众不同的，并且每个人的身体对断食的反应也是截然不同的。再强调一遍，如果你出现了更严重的症状，最好向你的医生咨询。

口臭或口腔异味

有人说，在他们刚开始断食时，他们的口腔中会有一股金属味。有人说，他们的口气闻起来像指甲油或什么水果。这是你的身体开始进入生酮状态的迹象。β-羟丁酸、乙酰乙酸盐和丙酮等酮体会通过尿液和呼气排出，它们可能带有一些气味（举个例子，丙酮就是指甲油的成分之一）。这种气味或味道会随着时间的推移而消失，尽管在最初的几个星期中，你可能需要多刷刷牙。

腹胀

如果你觉得腹胀，你可能摄入了太多的盐，因此你的身体在潴留水分。试着减少盐摄入量或多喝水，而不是喝骨头汤或其他含盐饮品。

寒冷

如果你在断食期间感到寒冷，那标志着你的身体正在进入生酮状态。你的身体只是在从消耗葡萄糖给你保暖过渡到消耗适量的脂肪给你保暖的过程中，出现了一点小麻烦。这没什么好担心的。在你的身体适应消耗脂肪供应能量，并彻底完成从消耗糖到消耗脂肪的转变之后，你的身体就会暖和起来。

便秘

断食会导致你的胰岛素水平下降，这给你的肾脏发出了信号，让它排出先前储存的水分。这会导致你脱水，然后便秘。你可以在你没断食的那些日子里，增加绿叶蔬菜和膳食纤维的摄入量；在你断食期间，泡一泡泻盐浴。如有需要，可以服用柠檬酸镁（每天一次，起始剂量为 400 毫克）。还可以用盐和水给自己补充水分。

很多人在深度断食期间会以为自己便秘了，但事实是他们的肠道里没有任何东西，仅此而已。如果在长时间断食期间，你没有排便，但你也没有抽筋，那么你就没事。

抑郁

我们在第 1 章中说过，人们常常自述，在他们断食时，他们的焦虑感会减轻，情绪也会有所改善。因此在断食期间情绪抑郁并不常见。如果你觉得情绪低落，我们建议你向心理治疗师咨询。

腹泻

如果你在断食期间出现腹泻，试着将 1 ～ 2 汤匙奇亚籽或车前子壳粉混入水中，静置 10 分钟，然后喝下混合物。奇亚籽和车前子都能吸收消化道中的多余水分，使随着稀便排出的液体减少。

晕眩

晕眩往往是轻度脱水的征兆。你需要确保你白天一直在喝水，可以通过喝泡菜汁或骨头汤来摄入额外的盐分。有的人以前患有高血压，现在血压稳定下来了，比如伊芙的父亲就是这样。如果你开始断食了，但你仍在服用降压药物，那么如果你感到晕眩，一定要去看医生。你可能需要减少药物的剂量。

唇干舌燥

这听上去有点反常识，但唇干舌燥是你喝水太多、盐分不足的迹象。可以以泡菜汁或骨头汤的形式，在你的饮食中添加盐分。

疲劳

在你刚开始断食时，你可能会感到疲乏无力，因为你的身体正在进行从消耗糖到消耗脂肪的转化。在你断食三四次后，这种疲乏感就会消失，你会发现你的精力更充沛了。

头疼

在断食时感到头疼是非常常见的。我们还不清楚为何会出现这种现象，但有人推测这可能是缺乏盐分引起的。为了预防、治疗头疼，可以以骨头汤或泡菜汁的形式摄入更多的盐。不要去碰布洛芬和其他止痛药。

胃灼热

如果你的胃里没有食物去中和胃酸，一部分胃酸可能会往上涌，导致你的胸部出现一种强烈的灼伤感。你可以试试非处方抗酸剂，如果你还是不舒服的话，和你的医生聊聊，开点处方药。

情绪激动

情绪波动，出现强烈的、常常是爆炸性的情感，这种情况并不是特别常见，但也可能在你刚开始断食时出现。断食是一种颠覆性的全新生活方式，因此你的大脑感到不知所措是正常的。坚持住，多和那些爱你的、理解你的人相处，如有需要请寻求专业的心理治疗。

恶心反胃

在你断食时感到恶心是不正常的，这可能是脱水的迹象。你需要喝水。如果比一阵阵突如其来的恶心更严重，或恶心已经严重到了让你感到极其不适的地步，立刻停止断食。

失眠

大多数人自述，在开始实践间歇性断食的前两周中，出现了失眠问题。这是因为在你断食期间你的身体分泌的肾上腺素增多了，失眠是你的身体正在适应肾上腺素水平上升的结果。创造一个平静、舒缓的入睡仪式，让自己放松下来。你可以把灯光调暗一些，喝一杯温热的花草茶，蜷着身子看一会儿书，直到你的身体告诉你，它准备好睡觉了。避免在上床前看各种屏幕，包括电视、手机、笔记本电脑和平板电脑的屏幕，因为它们会发出蓝光、干扰睡眠。如果你持续失眠，试着吃一片褪黑素。

口渴

在断食期间口渴加剧是完全正常的，因为你的身体在消耗了你胃中的食物后会消耗糖原，糖原会和水分子结合在一起。你有没有听别人说过，你减掉的不是脂肪，而是水分的重量？他们指的就是这个。如果你在断食期间感到口渴，再多喝一些水。尽量多喝点水，至少每天要喝达到你体重（以磅*计量）一半的水（以盎司**计量）。

胃痛

胃痛很可能是饥饿感阵阵袭来的后果，通过喝矿泉水可以减轻这种不适感。

---

*　1 磅约等于 0.45 千克。
**　1 盎司约等于 30 毫升。

断食时的心理调适
Mind Tricks While Fasting

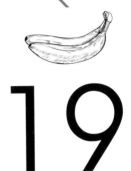

19

伊芙·迈耶

　　当我刚开始断食时，我以为我会和我的胃不停地斗争，但我完全错了。对我来说，和我的大脑抗争才是最大的麻烦。

　　在我断食前，我的生活绕着食物打转。我计划一顿顿餐食，思考我想吃什么，采购，吃东西，烹饪，查找餐馆，预订餐馆，吃东西，拍食物照片，把照片发到社交媒体上，吃东西，想出诙谐的有关食物的话题标签，和朋友们评论食物，洗刷碗碟，写食物点评，吃更多的东西。

　　然后我开始了断食生活。我意识到，我得让除了食物以外的其他事物成为我生活的中心。但要做到这一点，我需要重新训练我的大脑。

对抗无聊

　　在我刚开始实行间歇性断食时，我突然发现我有了大把空闲的时间。我数小时、数小时地无事可做，断食让我无聊起来。我需要培养新的爱好和兴趣，让我不再习惯性地只想着坐下来吃零食或吃饭。我开始指导别人，和我的女儿一起购物，并看更多的书。尽管我花了好几个星期才找到状态，但现在我简直无法相信，我以前竟然宁愿坐在电视机前消磨时间，还一边不停往嘴巴里塞吃的。

也许你已经养成一个习惯太久太久了，因此你发现自己很难着手去做别的任何事情。不要为此感到压力重重，特别是焦虑可能会让你更想吃零食。相反，试着去回忆一些你喜欢和朋友或家人一起做的事情，除了吃喝之外。如果一件这样的事你都想不起来，可以问问他们，或者试着去发现你爱的人希望和你一起做些什么（除了吃东西之外）。很多人被长时间地困在厨房里，他们的孩子因此错失了不少父母陪伴的美好时光。当他们听到孩子这样说时，往往会大感惊讶。你可以从和家人一起散步或买几张音乐会门票开始。你也许会发现，原来自己挺喜欢现场音乐的，或者你再次爱上了遗忘已久的户外活动。

在我开始断食前，我发现将我喜欢做的事（吃喝除外）列成清单非常管用。我惊讶地想起来，我曾经多么喜欢把飞盘掷给我的小狗、在我家附近散步、看书、和老朋友联络、整理我的家。早些时候，当我东想西想，想我以前多么喜欢用一桶冰淇淋来埋藏我的情绪时，看看这份清单能让我镇静、放松下来。正如我说过的那样，我花了一些时间才重新拾起许多往日的爱好。但现在我简直无法想象，如果我的生活中缺少它们，会是什么样。

40 件可以代替吃东西的事情

当你在断食并且感到无聊时，你不需要为了打发时光去做什么艰难、用脑、费力的事。你可以从下面这些活动中进行选择，这样就能让时光飞逝，几分钟（或者几小时）一晃就过去了。

1. 喝水。

2. 听音乐。

3. 打电话给你妈妈。

4. 研究一下你的下一个假期。

5. 出门散步。

6. 遛狗。

7. 清理厨房。

8. 看书。

9. 更新你的简历。

10. 打电话给朋友。

11. 去图书馆。

12. 做针织或用钩针编织衣物。

13. 写日记。

14. 看你从没看过的电视节目。

15. 做 10 次开合跳。

16. 沏一杯茶。

17. 把洗好的衣服叠起来并放好。

18. 上瑜伽课。

19. 购物。

20. 清空你的电子邮件收件箱。

21. 拜访一位邻居。

22. 把衣服送去干洗。

23. 做祈祷或练习冥想。

24. 整理橱柜。

25. 坐在户外的阳光下。

26. 带你的孩子进行一次有趣的冒险。

27. 整理你的数码照片。

28. 做剪贴簿。

29. 打桌游。

30. 听有声读物。

31. 做园艺。

32. 做手工。

33. 去博物馆。

34. 写一封感谢信。

35. 看杂志或看报纸。

36. 整理杂物抽屉。

37. 看怀旧的家庭电影。

38. 清扫洗手间。

39. 摘一些野花，把它们放在花瓶中。

40. 耕耘或清扫户外。

断食期间别做这些事

你也许会认为，下面提到的很多事情并没有围绕着食物转，但事实上，这些事情都突显、放大了食物。如果你在断食期间做这些事，我可以向你保证，你对食物的看法将发生 180 度转变，也许还没等你意识到，你的手就已经伸进饼干罐里了。

我在警告你呢！从你开始断食到你结束断食为止，你应该避免下面这些事发生：

浏览社交媒体

你猜猜人们会在社交媒体上发布什么内容？一张张看上去非常美味、诱人的食物照片！如果你和我一样，当你刚开始学习断食时，那些美食图片每2秒就弹出来一次，那你绝对无法抵制跑向冰箱的诱惑。然而，比受到诱惑更糟糕的是，你也许会因此厌恶你自己。我发现，当我看着这些照片并把它们和照片的发布者联系到一块儿的时候，我会感到迷惘。我会想："（这个人）怎么会在吃了这么多糖和油炸食物后仍然那么漂亮？为什么只有我不可以吃东西？"

当然，这样的想法很荒唐。但是，当你需要坚强、自信一点的时候，这些想法却在腐蚀着你。记住，一切都在你的控制中。让自己更健康这个决定，是你自己做出的。是你自己下决心要断食，而且你绝对可以随时终止断食。

采购食品

在我开始断食前，我常常是这样做的：在去食品杂货店时，我明明打定主意只买一些生菜和西红柿，结果我却带着零食回到了家中。我会在饥肠辘辘的时候购物，并直接把购物袋里的东西拿出来当零食吃。我去商场时很少会带上一份购物清单，也基本上没有什么购物计划，所以我就自行其是了。我会随便拿一些食材，希望我能用它们做出足够的菜以供我的家人们吃。这往往导致我每周反复多次地采购食物，既浪费时间，又浪费钱。由于我缺乏计划，我常常扔掉已经变质的食物，我又为自己如此浪费而深感内疚。

断食帮助我成为一个更理性的购物者和一个更优秀的厨师。即使我将少吃几顿饭，我仍然会保证，我烹制的那些餐食是美味可口的。

然而，在我断食期间，我不能去采购食品。即便我一点都不饿，只要我看到食品店中的小份免费食物，我就会立即开始和我的本能反应作战。当我把购物车停在走廊上时，我觉得自己被各种诱惑、各种我无法拥有的东西给包围了。我很快会恼恨、不满起来，我会觉得我的权利被剥夺了，于是我往往提前结束了那次断食。有时我吃下的东西比我真正需要的多得多。

我强烈建议：在你开始断食前或开始后，好好规划一下采购食品的问题。

如果你负责供应全家的食物，请求家人给你帮助。或者，如果可以的话，让商家送货上门。

烹饪

在我断食时，我不做饭。食物的色香味给我的感官带来的刺激是我无法克服的。这并不是因为我缺乏意志力。当你的各种感观受到食物狂轰滥炸的时候，你一定想尝尝它们，这再自然不过了。

我很幸运，我的丈夫和 11 岁的女儿都会做饭给自己吃。然而，不是每个人都和我一样幸运，因此如果你必须在断食期间做饭时，以下是我的一些小建议：

- 在你断食前为家人准备好饭菜，这样你只需要把吃的加热一下就行了。
- 请求会做饭的家人给予帮助。
- 买现成的食物或让你的家人外出就餐。
- 做一些他们喜欢吃、但你并不爱吃的饭菜。
- 打开通风口或窗户，减少食物散发出来的味道。

洗刷餐盘

看到这一条，你也许会感到惊讶。在我断食时，我发现为别人洗刷餐盘简直太难了。几年前，我"不小心"把手指插在了吃剩下的布丁中，接着我舔了自己的手指。还有一次，一个用过的盘子上的一块鸡肉，最后到了我的嘴巴里，而当时是我 48 小时断食的第 42 小时。我吃了几十年的零食，而改掉这一坏习惯需要时间。

现在，我对断食生活习惯多了，因此在我不吃东西时，我大概能够轻松自如地洗刷那些脏盘子了。但是，我不会和我的丈夫说这件事，因为我讨厌洗盘子，而他人不错，愿意去做这些事。（嘘！）

逛商场

在我第一次开始断食时，觉得去本地的商场购物似乎是一个好主意。毕竟，我现在有了那么多空闲时间，我该做什么好呢？沉溺在"购物疗法"中吧！但当我走进商场后，椒盐卷饼店的香味飘了出来，像是给了我一个耳光。看着那些拿着肉桂卷和比萨块走来走去的人，我感到火冒三丈。我忍不住想，我是不是也可以咬上一两口。

现在，我可以在断食期间轻松地走入商场，并仍然爱我的那些人类同胞们——哪怕他们捧着一个超大的椒盐卷饼。但刚开始时并不是这样，因此你不要重蹈我的覆辙。

看电影

我喜欢去电影院看电影。这通常意味着一个凉爽、安全的地方，可以让我可以在黑暗中把所有的爆米花和糖果都塞入嘴中，并且不会被别人品头论足。在我改变饮食后，我把爆米花和可乐换成了一大条腌黄瓜和水，而且我感到很高兴。但是，即便到了现在，一想到在看电影时什么都不吃，我仍然觉得索然无味。我知道，我应该很好地适应断食生活，并且去电影院只是为了娱乐消遣，但不幸的是，我无法摆脱在影院中吃东西的习惯。你也许会和我有同感。

我建议你让自己摆脱这种情境，并在你进食期间再计划出门看电影。你可以在家里看很多很多的电影，而且不需要吃零食。

参加聚会

我会根据社交活动安排断食，错开两者的时间。我有时断食，有时享用美食。对我来说，聚会就是享用美食的时间。

我是一个中年已婚妇女，有一个十一二岁的孩子。我意识到，我的社交生活并非一天到晚都是食物密集型的时髦晚会，因此断食对我来说容易一些。

但如果你的生活中有许多社交应酬，而且你无法在这些应酬的间隙安排断食，那么当你在聚会上四下转悠的时候，试着拿一杯水或者青柠苏打水在手上。这样别人就不会频繁地问你要不要吃东西，而且拿着一杯水也会让你显得有事可做。此外，如果你在喝水、社交，服务员也不会给你那么多食物。你也许认为，无论你吃什么别人都看得到，但他们往往压根就不会注意你有没有参加聚会、喝了几杯巧妙伪装的饮料、是不是整晚都在交际、是不是什么都没吃。如果他们真的给你吃的，最简单的做法就是谢谢他们，然后说你现在不饿。

度假

在度假时实行间歇性断食，对我来说没问题。但如果让我在出门时进行深度断食，那就很艰难了。我喜欢通过食物来体验丰富多彩的文化、迥然不同的异域风情，因此，如果让我在旅行时长时间断食的话，我会觉得我失去了了解新事物的机会。然而，在度假时尝试间歇性断食对我来说很棒，因为我觉得，我可以让当天吃的一顿饭或两顿饭成为名副其实的盛宴。

这份关于断食期间该做什么、不该做什么的清单，可能对每个人都是不一样的。和其他事情一样，断食也会随着你不断实践而变得越来越容易。在我刚开始断食时，老实说我并不相信这些话，但这是真的。刚开始时，我不能在断食期间去参加聚会、逛商场，也不能靠近任何有食物的店铺。现在我可以轻松自如地去做其中大部分事情。你只需记住一点：什么时候开始断食、什么时候终止断食，是你必须做出的决定。你得学会掌控这一切。在整个过程中，你得判断什么最有益于你的身心。对我这样的控制狂来说，只要知道自己的确在主宰一切，断食就成了一件令人愉快的事情。

最后，如果你在刚开始断食时需要特殊的环境，也不要过于苛刻地批评自己。我也犯过这个错误，我也曾经以为自己软弱无能。

我并不软弱，我只是缺乏经验，随着时间的推移，我的经验越来越丰富了。

现在，我知道自己很强大。我为自己提供了练习断食这一技能的时间和情境。我并不是我以前自认为的那个见不得人的失败者！你应该给自己创造最佳的成功机会！慢慢地，你会看到自己的身心开始发生变化，你渐渐成为你梦想成为的那个人。

冯子新博士 ————————

我从小就明白，断食给人带来的精神上的挑战远超肉体上的挑战。生理上的饥饿感转瞬即逝，而且我很幸运，我多年之前的一段亲身经历让我早早知道了这一点。

在我 12 岁时，由于贫血，我必须去做胃镜检查和结肠镜检查。医生们最后发现，我患上了消化性溃疡。但在我被确诊前，我的那些症状出人意料，令人费解。做胃镜检查时，需要把一个小摄像头插入口腔中，并使其进入胃部寻找出血点。做结肠镜检查时，也需要将一根管子自下而上插入以检查肠道。在做这些检查前的 24 小时中，我不能吃任何东西。我的父母除了担心我的病症之外，还担心我会饿个半死、饿得虚脱。毕竟孩子们在长身体，他们需要食物，需要很多食物！

但有一件事我记得很清楚，比两次检查本身更清楚，那就是：在我没吃任何东西的那一天，我觉得一切都很正常。我没有感到疲倦，没有发狂，也没有饿晕过去。我最多只是略感不适。我简直惊呆了。但多年来，我把此事搁置一旁，没去想它，直到我开始建议我的客户们断食。

为什么我多年来从没想到过断食？因为我们的文化重视吃东西并鼓励人们不断地吃东西。如果你在断食时遇到了那些对断食不甚了解，不知道断食是完全健康的、自然的，却出于一片善意的人，我建议你略施小计来让他们改变看法。

要知道断食很常见

在一些社会中，成百上千万人会定期断食。我们关注的重点，应该是在这样一些社会中，很多人都会按时禁食，或长或短，或多或少，这一直贯穿他们的整个成年阶段，而且好像一点都不奇怪。他们这样做似乎并不困难，没人会皱起眉头表示不赞同，就连他们的母亲也不担心他们会饿晕过去、长不大或活活饿死。然而在我们如今的社会中，我接触过的大多数人，都似乎非常肯定：他们绝对不能不吃饭，哪怕只是少吃一顿饭。他们认为，哪怕少吃一餐饭都是不可能的，那是很奇怪的，或者违背了文明社会的所有法则。

当你开始断食并纠结于你是不是在做什么稀奇古怪或前所未有的事时，请你别担心。你并不孤独，而且你并没有做错什么！你的选择是完全正常的。在人类历史上，无数人曾经做过、经常在做你现在正在做的事。

如何社交、断食 两不误

Fasting with a Social Life

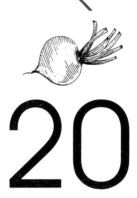

20

伊芙·迈耶

你可能会担心，现在你开始断食了，就得把那些派对服装束之高阁了。别担心，断食并不意味着你必须放弃社交、度假、和家人一起庆祝的庆典或任何对你来说很重要的事情。本章将指导你解决社交生活中那些棘手的后勤问题和个人问题。我向你承诺：完备的断食计划和活跃的社交生活，并不是两个相互排斥的目标！

合理安排最重要

在我们深入了解如何在断食期间应对社交场合之前，你需要先了解一些基本知识。其中一点就是你得有条理。尽管断食非常灵活，适用于各种各样的人、各种各样的情况，但任何类型的断食都有一个关键点，就是坚持贯彻原定的计划。

　　现在我已经练习断食很长时间了，有时我会允许自己采取过于灵活的方法。我可能会这么想："嗯，这几天我吃得不太规律，那么我明天断食好了。"然后我又会把"明天"往后推好几次。突然之间，我发现我已经整整一个星期没有断食了。这通常会导致我在一周中增重 0.5 ～ 1.4 千克，而且我在这段时间长出来的不是肌肉，而是脂肪。

　　另外，我的强迫性思维倾向会压倒我。比如，在我开始一次断食时，我的本意是断食 24 小时。结果这次断食还挺顺利的，于是我开始想："嗯，为什么我不把这次断食延长到 36 小时、48 小时、3 天或者 1 周呢？"突然之间，那些关于工作和家庭的完美计划，都被我一下抛到了脑后，结果我的生活似乎比从前更加杂乱无章了。

　　我举这些例子是想说明，断食是很灵活的，一不小心，你断食的时间就会变得太长或变得太短。而且你还以为没关系，你只需要对自己的生活做出相应的调整就好了。但可能你会和我一样，就是做不到。生活是很忙碌的，不按计划走就不行。不幸的是，没人能替你列出一个你需要的完美时间安排表。你得自己去安排好这一切。

　　在我刚开始断食时，我发现这简直让人抓狂。我那时想，如果我能找到全世界最优秀的专家，他们就会给我一份神奇的断食日程表，助我顺利实现目标。尽管我在断食之旅的早期就遇到了冯博士和梅根·拉莫斯，他们是这一行中最棒的专家，可就连他们也无法为我提供如此神奇的解决方法。

　　现在我明白了：梅根和冯博士都很专业，因此他们知道，理想的断食日程表，只能让断食者自己去发现。专家可以指导我们，给我们提出建议并分享一些对无数人都奏效的方法（事实上，从第 201 页开始，梅根将提供一些很棒的计划供你参考）。但他们并不了解你生活中的种种详情和细节。他们不可能知道，你喜欢在深夜吃东西，或者你每天得给 3 个孩子做饭，或者当你经过麦当劳时，你的车会神奇地驶向得来速。他们不可能知道，周日上过教堂后的早午餐，在你家中是神圣的一餐，你需要据此来安排你的断食日程表。他们也不可能知道，下周你得参加一次商务晚宴。我们每个人都有自己的怪癖、敏感事物或日程安排需要克服，而且只有你的手里才拿着解决这些问题的钥匙。

断食需要平衡、责任和计划。你可以自行选择断食日程表，你可以根据你的生活方式定制它，但你需要努力执行、坚持这个计划。如果你喜欢制定日程表，那么这对你来说会很容易。在你确定了自己定期断食的频率之后，再思考一下你的生活，把断食融入其中。

以下是把断食融入美好社交生活的一些小贴士。

不要做烈士，也不要做混蛋

在我刚开始断食时，我不知道该如何根据我的生活来安排断食时间。我没有明智地选择该何时断食，也没有想过断食时我会有什么样的感受。因此，当我上班看到公司每周提供的免费早餐或午餐时，我会怒气冲冲地盯着我的同事们看。当然了，我其实知道什么时候会有这些免费的早餐和午餐，因为每个星期都安排在同一天，我本以为我应付得来，然而事实上我做不到。尽管在我的整个断食期间，我的同事们都很支持我，我仍然是一个易怒、不满、怒气冲冲的家伙。

你可以从我的错误中学习。

在我们公司每周一的会议上，大伙都会汇报自己一周的个人情况和职业进展，在会议上宣布我的减肥事业，是可以被接受的。我也知道，不告诉任何人我在断食，也是完全没问题的。但这是我自己的事，如果我说了，虽然可以避免很多问题，然而在公司提供免费餐食时选择断食，并因此对我的同事们心生怨恨，对我来说却是不可接受的。在公众场合抱怨自己没能吃上早饭，或者大声宣布因为我在断食，所以我不能吃午饭，这太不像职场中人了。

对我的同事们来说，我把我糟糕的处境当成荣誉徽章标榜，然后又到处抱怨说我多么希望能吃点东西，这其实是在扰乱他们。

我表现得像一个烈士似的，但我后悔了。

幸好我只用了几个月的时间就学会了如何改变这种行为。但我多么希望，有人能从一开始就提醒我，在断食时不要做一个混蛋。我想说的是：当你断食时，不要让整个世界都围着你转。断食在你的掌控之中，何时断食、如何断食，都是你自己的安排、你自己的选择。不要因为你决定在感恩节时、在度假时或在有免费工作早餐的周一断食，就表现得你多么无助、多么受罪似的。你的断食日程表由你自己掌控，所以你该自己负起责任来。

什么时候断食

如果可以的话，在你制订断食计划时，注意避开一些到处都是免费食物的团体活动。对我来说，做出选择很容易：不在公司供应免费餐食的日子断食，允许我自己和同事们一起做出健康的食物选择（或者偷偷吃个甜甜圈也行），并在食物不那么重要的时候断食。我又不是每天都断食，所以我可以灵活一些。

如果你将要参加团体活动或派对，并且你已经知道或强烈怀疑到时没有符合你健康饮食标准的食物，那么你可以自己带一道菜，自己吃并和别人分享。如果不能自己带菜，而你又不想吃活动上提供的那些食物，那不妨在你出门前先饱餐一顿。只在派对上拿点饮品，并且一直把它拿在手上，把心思放在和别人交际上。或者你可以去参加派对，但只是适度地品尝几道开胃菜。你会惊讶地发现，这样做大大减轻了你追求完美的压力。而在几乎不可能全身而退的环境中，很难选择什么都不吃，因为美食太多了，而你注定无法抗拒。

有时，要记住断食是一种选择并不容易。这并不是什么非做不可的事，而且你无须在特定的某一天断食。你选择断食生活，是因为你想要减轻体重并改善健康。在特定的某一天断食是一种选择，因为断食带来的长远利益，胜过了任何一种食物带来的短暂享受。所有的牌都在你的手里，你可以掌控一切。

如何应对好管闲事的朋友、同事和派对上的那些人

在我刚开始断食时，当我选择不吃东西时，我身边的人，包括办公室中的人、家里的人、派对上的人或日常生活中遇到的人，他们的反应和观念让我惊讶。很多人没有注意到我变了，但有的人注意到了，他们也愿意分享自己的观点。这些人已经习惯了我整天吃个不停的样子，当他们看到我竟然不吃糖果、纸杯蛋糕或把薯片当作午后美食时，他们一脸茫然。起初，有些人会坚持让我吃点零食。然而，当他们习惯了我对零食的反应后，他们递零食给我的次数减少了，而对我来说，不吃零食变得简单多了。

如果有人给你吃的，你可以试试这么说：

- "不用了，谢谢，我现在很饱。"
- "谢谢你，可我不饿。"
- "看上去真不错，但我已经吃过东西了。"
- "我现在不太想吃。"
- "看上去真不错，但我吃不下了。"
- "我等会儿尝尝，但现在我不想吃东西。"

尽量不要这样说：

- "我在断食。"

- "我再也不吃零食了。"
- "我不吃零食。"

如果你这样说，可能会引发一场大辩论或冲突！分享零食的人原本是出自一片好心，听你那样说，他们也许会觉得有必要为自己吃零食的行为辩护一下。除非在你面前的人是你最信任的朋友或最爱的人，否则完全避免这样的谈话，往往还更简单一些。

调整你的优先事项

断食需要你自己做出一些改变，并对如何支配时间做出调整。毕竟，如果你的生活没有任何改变，那么你只能寄居在你认为需要改进的躯体中。如果你的社交生活包括：每周 5 天的商务午餐、每周 5 天有开胃菜吃的欢乐时光、周末和朋友们一起享用早午餐、周五晚上和你的配偶一起用晚餐、周日全天和家人一起吃饭，那么没错，你需要让你的社交生活做出一些重大改变。你需要调整你的优先事项，并且选择断食，放弃围着食物转的生活。幸运的是，如果你和我一样，你可以看看你的日程表，然后你就会意识到，你可能只需要做出一些小小的改变，就能获得丰硕的成果。

作为一名女企业家，我以前的大部分工作会议都离不开食物的陪伴。我会为每一位员工准备甜甜圈、不健康的午餐还有生日蛋糕。我喜欢和现有或潜在的客户外出吃午餐，每周会去吃三四次。当我开始断食时，我取消了很多这样以食物为中心的活动。由于我知道我的员工们仍然喜欢分享小吃和餐食，我提供了一些更健康的选择。我们不再为每一个员工分别举办生日派对，而是每个月聚在一起，用蛋糕庆祝一次。在我决定每周选择几天不吃午饭后，我开始把我的工作午餐换成了咖啡。似乎并没有人在乎这些变化。事实上，几乎没引起什么人注意。

了解你自己的极限

很多人为了证明自己足够强大，会将自己逼到绝路，推向真正艰难的情境中。这种处理事情的方式既荒唐，又让人痛苦。如果你能对自己好一些，尽可能给自己创造最佳的成功机会，那会怎么样呢？

现在我知道，我能成功断食，并且在我的人生中，我第一次实现了维持体重稳定的目标。我知道在什么时候断食才是正确的选择。就我个人而言，在我度假时、我的亲戚们到我家来的时候，我不会进行超过 17 小时的断食。因为我知道，这个时候一定有很多我不想错过的美味食物。而当我在家里、通常只有我丈夫和我两个人时，我会选择更长时间的断食，而且我会让自己忙碌起来，有事可做。对我来说，这是最容易断食的时候。

什么时候你成功的概率最大，那你就应该安排在这段时间断食。断食并不是对自己说"不行"，而是按你自己的方式对自己说"可以"。

一开始，你也许会觉得这些方法有点奇怪。但随着时间过去，它们会变得自然起来。你甚至不会察觉到你在断食。要真正改变你的身心，必须改变环境，这并不是什么坏事。当你意识到，你能在一定程度上掌控你的环境，也许会让你觉得自己充满力量。给自己一些时间去适应新的行为，对自己耐心一点。很快，你就会发现，你从没想过你在家中的时间、在单位的时间、在食品店的时间、在餐厅的时间能过得那么愉快，因为你需要做出的决定变少了，你需要面临的压力也变少了。注意你取得的每一个胜利，哪怕只是小小的胜利，为你做出的每一点改变而赞扬自己。这些变化会迅速累积起来。突然之间，你会看到，镜子里的那个焕然一新、更加快乐的你，正在与你对视。

梅根·拉莫斯 ————————

我给我的客户们的建议一直都没有变：将断食融入你的生活方式中，不要用你的生活方式去适应断食日程表。正如伊芙所说，断食是灵活的。因此只要稍加练习，你就能在坚持断食以实现减重目标和继续保持健康的社交生活之间找到平衡。错过一个断食日并不是什么大事，但是你不能错过每一个断食日。

然而，我们的生活是忙乱的，因此很难在各种约见、义务和断食之间找到平衡。我发现有时过于井井有条的人，往往会在安排断食时间时太过死板。举个例子，以下是常常发生在我和客户间的对话：

> 客户："梅根，我很伤心，我错过了周三的大学同学聚餐。"
>
> 我："为什么？"
>
> 客户："你知道的，我每个周一、周三和周五都会断食 24 小时。"
>
> 我："你为什么不能在周一、周四和周五断食呢？或者周一、周二和周五？"
>
> 客户："哦，我怎么没想到这个。我没想到可以灵活一点。"

而另一方面，有的人在安排断食时间方面显得太随意了，听之任之、不管不顾，因为他们把某些情境、某些人或者一年中的某些时间，都和大吃大喝联系在了一块儿。比如，夏季往往让断食的人感到头疼，因为在天气不错的时候，人们急切地想要出去交际、去户外烧烤、在野外饮酒、在游泳池边品尝餐前小吃。下面是另一个常见的对话片段：

　　客户："我很沮丧，因为我的体重一点都没减下来。事实上，我想我还增重了。"

　　我："你在采用哪种断食法？"

　　客户："我没在真正地断食。周末总是忙着去户外烧烤、全家出游。"

　　我："好吧，那么周二呢？"

　　客户："我通常在工作。"

　　我："你为什么不能在周二断食呢？夏天的周末你忙着享用美食，可这并不意味着，你就不能在工作日找到一两天断食。"

　　客户："哦，我没有想到。"

　　事实是，生活永远是忙碌的。我们常常把夏天或周末当作借口，但我们一年到头都是高度社会化的生物。一年之中每隔一两个月就有假期。太死板、太极端或太放松都注定要失败。那些获得最佳断食成效的人，都是那些既懂得通融机变，又能够持之以恒好好规划安排的人。下面列出了几种富有成效、相对平衡的断食方案，这些例子可以供你在起步时参考。

24小时断食，每周3次

　　你并不是只能在周一、周三和周五这三天进行 24 小时断食，你可以连续断食两天，在那一周的后面几天再进行第三次断食。你甚至可以连续断食三天。如果你即将度过一个忙碌、漫长的周末，这样安排的效果不错。很多成功人士在周一、周二和周三断食，并在其他时间毫无负罪感地和亲朋好友一起共度美好时光。

　　我不建议你每周都选择固定的三天断食。提前规划每个星期的日程安排。如果在你打算断食的那天，突然冒出了什么意料之外的事情，那么按照原定计划往后推迟，在不会受到社交应酬打扰的那天断食。

36小时或42小时断食，每周3次

36 小时断食或 42 小时断食能取得非常不错的成效，但一周进行 3 次这样的断食而不干扰你的社交生活，是很困难的。我自己使用的一个好策略是在周一和周三，或者周二和周三实行 42 小时断食，周五和周六灵活安排，是否断食根据是否有社交应酬而定。我发现，在周一和周三坚持 42 小时断食，相对来说比较容易。但在周五和周末我就会苦苦挣扎，我曾经试过无数次，也失败了无数次。最后，我决定周五只断食 24 小时，并为这样的安排感到骄傲。否则的话，在周五那天我会自我毁灭。因为在 80% 的情况下，那天会突然冒出什么社交活动，因此我不是错过了聚会，就是破坏了断食。

给自己定一个目标：断食 24 ～ 42 小时，每周 3 次。无论你能做到哪儿，都要为自己感到自豪。保持灵活变通、积极向上的态度。不要贪多，因为那只会让你惨遭失败。

72小时断食，每周1次

有的人发现，在开始断食后延长断食时间，比实行几次短时间的断食更容易。如果你也是其中之一，那么 72 小时断食可能是你的最佳选择。大多数执行这种断食日程表的人，会在度过了一个享用美食的周末后，在周日晚上开始断食，在周三晚上结束断食，然后在这一周剩下的时间里进食。对于那些周末忙着陪伴朋友和家人的人来说，这样的安排效果很好。

断食三天听上去似乎有点多，但其实你只是少吃了两顿工作日的晚餐。对那些晚餐时间是重要的家庭团聚时光的人来说，这样的安排挺不错。如果你是家里的掌厨人，这也很棒，因为你一周中只需提前为家人准备两顿饭就行了。

为节假日和来访的客人做好安排

一年中总有那么一些你压根儿就无法断食的日子，比如节假日和聚会，或者外地来的客人将在你家过夜。在这些场合，你仍然应该避免吃零食。为什么？因为为了让血糖水平趋于稳定、降低胰岛素水平，你已经付出了那么多的努力，而吃零食将打断你的进步，你又要开始一天到晚地感到肚子饿了。

对于假日，我的建议是尽可能地避免吃零食。我知道这很难做到，因为到处都是吃的，而且很多都是甜食、垃圾食品或油腻的餐前小吃，这些东西吃起来很容易，但一旦你把它们塞入嘴中，就很难去追踪它们的行迹了。如果你想尽情吃喝、享受美食，你应该把胃口留给一顿令人满意的、分量充足的大餐。少吃多餐是你能做的最糟糕的、最妨碍你进步的事情。

我的很多客户动身去旅行前，都会陷入严重的恐慌中。他们已经见识过了圣诞节一个星期的大吃大喝会给他们带来什么，当他们想到去东京旅行一个星期可能比过圣诞的情形还糟糕一倍，就吓呆了。别紧张！事实上，旅行比节假日容易对付多了！为什么？因为在圣诞节、感恩节或其他重要的家庭假日或宗教节日期间，我们往往待在室内，由于受到诱惑而不停地吃零食。从我们出现在节庆活动现场开始，到我们离开那儿的那一刻为止，我们面前一直摆放着一大堆食物。那几小时就是用来吃的！但当你出门旅行时，你出门在外，你在探索、漫步、游览当地的名胜，只有到了吃饭时间，你才会停下来。懂了吧。

我的一个客户最近刚从伦敦回来，她不敢上体重秤。

"梅根，我每顿饭都喝了啤酒、吃了薯条。"她说。

你猜怎么着？尽管每餐都喝啤酒、吃薯条，她还是轻了3千克多一点。因为在外地时，她一天才吃两顿饭。她并没有每晚都坐在酒店房间的沙发上，一边看着网飞的节目，一边吃零食。因此，别那么害怕度假，并且你应该拥抱美食。在一年之中，有时你可以多享用一些美食，有时你可以多进行几次断食。

偶尔的失控不要怕，你永远可以回归正轨

Getting Back on Track

21

伊芙·迈耶 ————————————————

没有人是完美的。当你做出任何生活方式方面的重大改变的时候，特别是断食并放弃你钟爱的那些不健康食品时，你可能会受挫、失败。没关系，我敢保证，你永远可以再次回归正轨。

在最近的一个周六，我也出了偏差，旧瘾复发了。我那天过得很不顺利。

在几年前，我的应对方式是大吃特吃含糖、高碳的食物，这些食物会让我暂时忘记痛苦。我使用食物就像一些人使用酒精一样。有时我会和别人一起大吃大喝，但大多数时间，我会独自一人坐在家里的电视机前狂吃。屈服于持续的饥饿感让我心烦意乱，而大吃大喝成了一种简单的、给人安慰的心理治疗。

突然之间，在那个周六，痛苦就像瀑布一样漫过我的全身，它不断打击

我，并且越来越强烈。恐慌笼罩着我，我迫切地需要一点东西——什么东西都行，让自己平静下来。然后我想到了：我可以大吃大喝一番。仅此一次，永不再犯，我可以用食物让那些痛苦的感觉消失。我独自一人在家，所以没人知道。我身边有现金，因此我的丈夫不会看到信用卡账单，也不会看到我吃喝狂欢的证据。

如果你从来没对什么东西上过瘾，那么我很难描述那种满足感，还有与之矛盾的那种绝望感，酒精或夹馅面包都能给一个上瘾者带来这样的满足感和绝望感。当我一脚踩上油门，把车驶入一家蛋糕店的停车场时，我深深地感受到了那种近乎疯狂的冲动。我砰地一声关上了车门，然后看了看我的车，我注意到，车子停得有点歪歪扭扭，但我才不在乎呢。我已经陷入了疯狂。我只想把一切理性都抛到一边，过一把糖瘾。

我走进店铺，看到有 6 个人在排队，我的心马上沉了下去。我等不及，我只想马上把甜丝丝的、带着奶油糖霜的磅蛋糕塞入嘴中。幸运的是，我发现在一个角落中有一些供客人试吃的红丝绒磅蛋糕，蛋糕上面还有一小团一小团的白色糖霜。我冲过去，马上塞了一块蛋糕到嘴里，连咀嚼都不咀嚼就一口吞了下去。我背对着所有人，又吃了一块试吃蛋糕，一边祈祷着没有人看到我的馋样。然后我抹去了嘴边的蛋糕碎屑，回到队伍中等待。我发现我前面仍然还有 6 个人，于是我又回到了试吃盘前，又狼吞虎咽地吃下了 2 块红丝绒蛋糕。

然后我匆匆跑了出来，真希望我能神奇地隐身。

你一定以为，我会就此打住，开车离开。我没有。我知道那家购物中心中还有一家高档食品店，那儿摆放着很多供试吃的食物。我走进了一扇扇门，开始狂吃他们放着的所有食物样品，从酸奶到果汁，从牛肉干到葡萄到我的最爱——烘焙区那些新鲜烘焙的面包和曲奇饼干。

我知道我已经暂时迷失了心智，我为自己深感羞愧。但我已经失控了，因此我把这些想法抛诸脑后，伸手去拿一片南瓜面包。

突然，我听到附近有人说话。开始声音很远，然后那个声音离我近了一些。

"伊芙！嗨，伊芙，见到你真高兴！"

我抬头并挥了挥手。让我惊恐的是，这个人我认识。我没有化妆，我的头发毫无魅力地盘在头上。除了这两点之外，我的嘴巴中塞满了面包，我看上去一定像个怪物。我已经两年没有看到这位朋友了，而且我比我们上次见面时轻了 22 千克。

"哦，我的天啊，你看上去棒极了！"我的朋友惊呼。

"谢谢你。"我发自内心地说。

当我回家后，我把一切都告诉了我的丈夫，从我大肆偷吃供客人试吃的磅蛋糕，到我如何在食品店里洗劫了一番。我哭着告诉他，我感到万分羞愧：断食给了我这么大的帮助，我却在作弊。当我想起自己如何被熟人"抓了个现行"的时候，我又忍不住哭了。然而，当泪水顺着我的脸颊流下来时，他却开始大笑起来。

"在面包快要从你的嘴里掉下来的时候，还有人告诉你你看上去很棒，这不是很好吗？"

这倒是真的。在这样一个低谷中还能获得称赞，的确让人欣喜若狂。

在我擦干眼泪后，我们又聊了好几分钟。我开始思考，是什么在驱使我如此暴饮暴食。在我和我丈夫说话时，我意识到，自己一直在逃避一些问题。我有点担心我丈夫的新工作，也有点担心自己的角色转换——从忙碌的企业家转变成顾问、全职作家。我失去了信心，并在质疑自己的目的。我的这些恐惧暴露出来了，于是我又重新拾起了以前的坏习惯，并且再一次让食物掌控了我的生活。我觉得自己是个彻头彻尾的失败者，直到我深吸一口气并意识到：我只不过暴饮暴食了 20 分钟而已。没错，这种荒唐、愚蠢的行为，不过持续了 20 分钟。

这就是教训，即使你知道，虽然你已经走了这么远，如果想让自己更健康一点，你仍旧还有很长的路要走。然而总有那么几分钟、几天，甚至几个星期，你仍然无法成为最好的自己。你只是个凡人，你不是完美的。你很了不起，但你也会犯错。无论你取得了多少进步、付出了多少努力、把自己的健康问题想得如何明白了，但每隔一段时间，你仍然会被打回原形。可这没有关系。

但愿你只出现了一些小问题，就像我那次失控的暴饮暴食一样。但有时候，你也许会遇上大麻烦。你可能会患上疾病、受重伤、失业、分手或不得不照顾生病的家人。生活就像反复上上下下、无法下车的过山车。而你在这一狂野飞车中该做的事，就是记住，付出努力永远是值得的。

这样的比喻很老套了。但当你开始断食后，你迟早会有脱轨的时候。我搞砸过、失败过、出过岔子。但现在我不再长时间地自责了，我会选择重新开始。我发现那些皮包骨的家伙——在很长时间内，他们在我眼中是一些神秘的生物——有时也会大吃特吃。那些苗条、健康的人吃的东西有好有坏，但他们都遵循一个进食或断食的体系。在大多数时候，这个体系对他们是奏效的。

所以，当你摔倒并怀疑自己能否再次回到正轨的时候，你只需要告诉自己，重新开始也没关系。不积跬步，无以至千里。因此不要害怕，站起来，拍去身上的尘土，再从头来过。你值得这样做。

摔倒后如何站起来

1. 尽快原谅自己。

2. 如果你能学会自嘲，那么你恢复的速度会快一倍。

3. 回顾一下你的生活中是否发生了什么事情，想想你是否没有得到你想要的东西。如果可以的话，试着用健康的方式去满足自己的需求。

4. 在检查完失败的原因之后，再想想你是如何走向成功的。给你自己一点时间，为你现在取得的成绩感到骄傲。

5. 继续向前，努力做得比昨天更好。

找到一个互助社区
Finding a Community

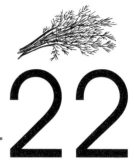

22

伊芙·迈耶 ————————————

　　我们已经说过了，事实上，断食可能是一个仁者见仁、智者见智的话题。由于人们对"不吃饭"的反应太强烈，有时闭口不谈你的目标、不和不熟的人详谈你的新生活方式，才是合情合理的做法。

　　即便如此，你仍然需要别人的支持，你也应该得到支持。在这一旅程中，能帮你的人越多越好。在本章中，我们将谈谈建立互助社区的最佳方式。

时机就是一切

　　根据我的经验，最好在你已确定断食对你奏效之后，再和别人分享你在断食这一事实。在最初的"调研阶段"，当你自己还在学习并在思考你是否需要断食时，并不是向朋友们征求意见的好时机。为什么？因为他们不是你，也无法深入到你的内心世界里。正如我之前说过的那样，他们也许一点都不了解断食对健康的好处。

如果你和我一样，因为反复尝试减轻体重、改善健康而失败，进入了一种极其脆弱的状态，你也许会因为自己不完美的身体、一再失败或认为自己缺乏意志力而深感羞耻。当你觉得自己因此而易受攻击、失去保护的时候，别人的观点也许就有了超越其本身的更大力量。

在向你的朋友或办公室同事宣布你的全新生活方式前，不妨先按下暂停键，这样做能让你置身于安静的真空中，听听自己的想法。对一些人来说，必须非常非常全神贯注，才能听到身体和心灵试图对自己说的话，特别是当我们已经自责了很长时间的时候。你吃什么、什么时候吃，这都是你独一无二的、私密的个人选择。往往只有当你在相当长的一段时间中听从自己的内心、关注自己的需求和看法时，才能做出这样的决定。

根据你的生活来安排断食的时间，是最佳的保密之道。毕竟，如果你突然不去出席一次计划许久的宴会，或不去参加已经约定俗成的周日早午餐，一定会令人惊讶，并招来很多你不知该如何回答的问题。做好安排，在一个安静、独处、不受打扰的时段开始断食。如果断食对你有效，那么你很可能会觉得，自己已经做好了提早和别人谈论此事的心理准备。

宣布你的生活方式

当你确定自己已经做好准备、即将建立一个理解并支持断食的互助社区的时候，你也许不确定该接受哪些人加入——还是说，任何人都可以加入？是的，你得有心理准备，有的人也许会对此反应强烈；有的人可能会担忧你这样做是否安全；而有的人可能会生气，因为你选择了断食，这让他们对自己的选择感到不适。这些反应都是不可避免的，所以你首先需要明白自己的立场。如果断食对你来说是奏效的，那你就该坚定不移地维护它。别让其他人的质疑或顾虑左右你的看法。说到底，这是你的选择、你的健康。

然而，我建议你在说起断食的时候，不要对别人戒心太重。原因有两个：第一，当你想要去保护什么或为什么事情辩解的时候，你往往会显得很软弱。更糟的是，你会觉得自己很软弱。这种迟疑不决的样子，一点都不能让你自己或别人相信，你已经踏上了正确的道路。坚信自己所做的事，并把你的信心展现出来！第二，究竟哪些人会支持你，答案也许会让你大吃一惊。我当时就是这样！

在我开始尝试间歇性断食的几个星期之后，有个工作日，我正在践行 24 小时断食，但我看到会议室中摆放着一些免费的食物。一个友好的同事早上总会带甜甜圈来，还有公司每周都会提供生日蛋糕，这些都是导致我体重增加的重要原因。所以我心头一颤，担心起来："如果有人问我怎么不吃，我该怎么办呢？"虽然我可以闭口不言，但我认为，我对断食的立场非常坚定，我已经做好了回答一切问题的准备。

果然还没过两分钟，一个同事就问我，要不要来一块美味的生日蛋糕。这个时刻终于到了。我早已准备好讨论这个问题了，于是我回答道："不用了，谢谢你。最近几个星期我在定期断食，今天我要断食一天。"整个会议室安静极了，我知道其他人都听到了。我已经准备好面对各种质疑、揶揄的神情和侮辱性的话语了，我确定这些即将向我袭来。

然而他们并没有那样做。相反，与会者的反应让我惊呆了。这位同事笑了笑、耸耸肩，好像我在断食并不是什么了不起的大事，其他几个同事纷纷走过来祝贺我。而有几个同事似乎完全没注意到这件事。我问那几个走过来的同事，他们尝试过断食吗。他们说，是的，他们小时候曾经出于宗教的原因那样做过。另外还有好几个人说，为了减轻体重、保持现在的体重或保持健康，他们经常间歇性地断食。

有几个人很好奇，想多听我讲讲断食的事情，还有一些人提到了我曾经担心过的一些问题。他们问我，我的新陈代谢会不会因此而变慢；我是否会感到晕眩、头疼或饥饿。当他们听说我已经 18 小时没吃东西，并且仍然感觉很棒时，他们惊讶极了。

我的这些同事都很善良、开明，他们愿意给我支持，能拥有这样的同事，我感到很幸运。不过，一旦你开始断食，就连那些最聪明睿智、有同情心的朋友，也会为你的生命而担心。当我告诉我的朋友贾米拉我已连续 4 天没吃东西的时候，她恳求我快点终止断食。可我又继续断食了好几天，那几天，她不断和我联系，并多次建议：也许为了安全起见，我应该稍微吃点什么东西或喝点蔬果汁什么的。当我第一次在断食期间去路易斯安那州看望我父母时，这两位开明通达、受过良好教育、爱我胜过世上一切的老人担心坏了。毕竟，我是他们唯一的孩子！

所以我建议你多读几本相关的书籍，多做一些调查研究，关注 fastinglane.com，跟进我们的博客并收听播客，并且坚守信念。你需要武装好自己，以应对最具挑战性的批评。你也要做好准备，因为纵然是那些支持你、理解你的朋友们，也会让你大吃一惊。但最重要的是，你得明白，假如断食对你奏效，那么只有你自己的观点才重要！

小贴士：如何告诉别人你在断食

1. 先自己学习关于断食的方方面面的知识，从断食给健康带来的好处到断食背后的科学，然后再和别人分享你的故事。这样的话，在回答那些意料之中的问题时，你就有备无患了。

2. 按照你的生活来安排断食时间，而不是让你的生活围着断食转。

3. 等到你有充分的理由且不得不把你在断食的事告诉别人的时候再说。比如，某天早上你不能和你的同事们一起吃早餐的时候，或者你得礼貌地拒绝一块办公室生日蛋糕的时候。

4. 准备好该如何应对对方的情绪反应，无论对方是支持还是反对你断食。

5. 你至少能拿出一本书或一个你信任的网站和关心你的朋友或家人分享，如果他们想要了解更多信息的话。

6. 记住，吃什么东西、多久吃一次，最终都是你自己的选择。

创建一个在线支持团队

如果你和我一样，那么你的智能手机就囊括了你的整个生活。我把日程表和待办事项保存在手机里，我用手机查看电邮，过去 10 年间我保存的每一个联系方式，我都加在了手机中，而不是通讯簿中。我的手机往往是我上床睡觉前看到的最后一样东西，也是我早上醒来后看到的第一样东西。手机是我生活各方面的支持系统。

断食是一种生活方式上的重大变革，我们很多人都需要得到一些帮助才能坚持下去。当一切进展顺利时，你会觉得欣喜若狂；而当你没有那么顺利时，你会觉得沮丧难过，需要得到你信任的、能在你需要时联系上的人的支持。现实生活中的朋友和家人应当永远是你的第一选择，但是最后他们也许会感到厌烦，他们厌倦了无休止地听你说自己吃了什么、没吃什么、感觉怎么样。因此我推荐你寻找一个在线互助社区。

有个朋友曾经建议我读读冯博士的大作《肥胖代码》，我是从那时才开始了解断食的。随后我在网上搜索冯博士的信息，看关于他的内容，看他的视频，听他的播客，看他的网站，并了解他的搭档梅根·拉莫斯。我还加入了他的线上断食互助小组，他们引导我发现了一些网站，后来我非常喜欢这些网站，比如 www.dietdoctor.com，社交平台上有一些有关低碳、生酮和断食的群组。我认识了不少和我一样对断食还不太了解、有很多问题想问的人。我开始和那些已经练习断食很多年、能提供许多答案的人交流，他们遍布世界各地。现在我认为，我能在人生中第一次成功减肥并保持下去，在很大程度上应该感谢这些在线资源。事实上，这些资源是如此重要，因此我也在 fastinglane.com 创建了自己的页面和播客，这个网站汇聚了不少低碳和断食医生、专业人士和成功的普通人，我崇拜他们，并从他们那儿学到了不少东西。我欢迎你也加入我们，也许有一天你也能带来自己的故事。

想要创建一流的线上支持系统，可以从寻找医学专业人士开始。找一些会用你能理解的方式来阐述断食、食物相关科学的医生和研究人员。确保他们的话语能引起你的共鸣，并且你要亲自去验证他们的理论。我并不指望你会随便相信任何人说的任何话，但我希望你能找到一些专业人士，能提供给你一些关于如何改善健康的最佳指引。

然后，在你经常使用的社交媒体平台上寻找一些网红，他们的生活方式应当正是你梦寐以求的。举个例子，如果你喜欢用社交平台并且你正在进行深度断食，可以关注一些也在进行深度断食并在社交平台上发布这些内容的人。浏览他们的社交平台，如果你很大胆，还可以和他们互动。

使用照片墙（Instagram）是最简单的方式。上面有很多人专门发布各种饮食和断食信息，你能想到的那儿都有。比如，如果你决定尝试低碳饮食，你可以搜索"低碳饮食"这个词，然后你就能找到不少同道中人，他们可以天天和你聊这些话题。一定有不少人的食谱是你喜欢的，也有不少人发布的内容让你觉得生动有趣、信息量高，试着找到他们。有的人会给你提供建议，给你鼓励，讲很多事例，并提供一些商品的折扣。而有的人只发布他们在断食之前和断食之后的实测对比照片，并分享他们断食计划的一些细节。找到让你仰望并能让你学到东西的人。你一定能找到给你带来灵感的人，这指的是，某一个或好几个能给你带来你需要的东西的人。

当你想和一群和你目标相似的人互动时，我建议你先去一些由你信任的专业团队运行的付费网站看看，或去社交平台群组。社交平台群组对我来说帮助很大。记住，社交平台页面和社交平台群组是不同的。社交平台页面是一个品牌或一家机构为了将他们的信息传达给喜欢这个页面的人而创建的，而创建社交平台群是为一群有共同点的人而建立的。拥有社交平台群组的机构有时也会发布信息，但成立群组旨在让志趣相投的人能够互帮互助。

我发现，听其他人说说他们断食时的感受能带来很大的安慰。我很高兴知道在 48 小时断食的第 36 小时中，很多人会感到非常饥饿、一度想要放弃。了解这是某一个人的经历是一回事，但知道一个社交平台群组中的形形色色的人在不同的时间中都出现了这样的迹象，就是另一回事了。我觉得我的感知得到了证实。在线上了解陌生人的经历，让我觉得自己不那么像怪胎了，因为我们有那么多的共同之处。

当你开始断食时，如果有网上的朋友和你一起断食，会给你很大的帮助。你们往往会同时遭遇同样的沮丧和饥饿，感受同样的成功和快乐。当你决定开始第一周的 3 次 24 小时断食时，如果你能和一群你从没见过的陌生人一起经历这些，那将是一种莫大的安慰。和网上的陌生人一起断食，更容易解决你的一些问题，帮你克服内心的恐惧。我觉得在线上回答别人的问题非常振奋人心，因为我能把我所收集的知识和别人一起分享，而且我能体会到对方的感受，因为我曾经也有过那样的感受。这提醒了我，我一路走了多远。看人们发布他们断食之前和断食之后的照片，也非常鼓舞人心。毕竟，如果他们能实现他们的目标，那么你一定也能。

最后，"在线支持系统"能帮你庆祝那些无法用体重秤衡量的小小胜利，而你现实生活中的朋友也许会对此感到厌烦。这些小小的胜利包括每天需要的糖尿病药物只有以前的一半剂量，拍一张让你自豪的自拍照等。"在线支持系统"可以一天 24 小时地陪伴你，随时准备回答你的问题，听你诉说你遇到的挫折，庆祝你的成功，而你也会同样地帮助他们。你值得拥有形形色色的朋友，即便是那些永远不会和你见面的朋友，他们也会在你前进的每一步上为你的胜利欢呼！

3 个小贴士：如何创建你的"在线支持系统"

1. 选择一些让你产生共鸣的医生和研究人员，跟他们学习断食和饮食，注册他们的在线通讯简报或加入他们的群组。

2. 在你最喜欢的社交媒体平台上，关注 2 个符合你的断食或饮食方式的厨师或菜品研发师。

3. 参加一两个在线群组，你可以在上面提问并和与你有相同经历的人互动，相互给予支持。

让断食成为
新常态

Living Your New Life

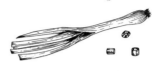

23

伊芙·迈耶 ———————————————————

对我来说，适应新的断食生活方式并非易事。为什么呢？因为我不吸烟，很少喝酒，也不蹦极。当我出去度假时，我想要放松休闲，而且我想吃东西！现在我已经不能无休止地吃零食、贪婪地大吃大喝了，那我该做些什么呢？

我所要做的全部事情，就是睁开双眼，环顾四周，并发现新的快乐之源——一种来自我内心深处的真正快乐！

我第一次度假，是和我的丈夫一起开着露营车自驾游了3个星期。要知道，这可不是一辆普通的车。这辆车里有折叠床、隐蔽式马桶、冰箱、微波炉、餐柜，最重要的是，还有一台咖啡机，它诠释了什么叫"豪华野营"。车上的太阳能电池板让我们能够拥有充足的电力，还能上网，但我觉得这些还不够。自驾游曾经意味着奇多、巧克力、咸醋味薯片，还有无数的碳酸饮料和咖啡。而我无法在车载迷你冰箱中存放那么多东西，这让我感到焦虑、失望，而且坦率地说，我并没有平常度假时那么兴奋。

第二天，我发现旅途中有很多地方的手机信号不佳，我也连不上热点，于是我跟我的丈夫说了这些问题，随后沉浸在自己的思绪中，我当时想的大多数都是吃的。但我仍然强迫自己去关注其他的事情，因此我望着窗外，看向天空。天空真美，早晨是紫色的，下午是粉红色的。而且，随着我们开车从怀俄明州来到蒙大拿州，天空中的鸟儿越来越多。我们进入加拿大后，看到了壮丽的山峦直插云霄。而当我们到达班夫时，群山消失在了云层中。

我们走出露营车后外出探险的时光更加神奇。在黄石自然公园看到野牛时，我不由屏住了气息。在老忠实喷泉看到人们被附近的间歇泉喷了一身水，我咯咯地笑了起来。我在一家图书馆的后门廊凝望着白雪皑皑的群山，而我的小狗和新认识的小伙伴一起在高高的草丛中嬉戏打闹。在凉爽的夏日山风中，我抿着没加糖的咖啡，敬畏地看着疯马巨石和拉什莫尔山 *。我睡懒觉，亲吻我的丈夫，长时间地散步，看着澄澈河水中的鱼儿，聆听一个大提琴手在图书馆中奏乐，在露营车里看电影。我和小狗玩飞盘，我还买了一个新的背包。慢慢地但非常稳定地，我想到食物的时候越来越少了，而开始越来越多地关注我身边的一切。

这种感觉就像我复活了。

我从未真正欣赏过大自然，毕竟大自然是给健康、强壮的人欣赏的。当你沉重的身躯让你连一座小山也爬不上、气喘吁吁时，你是很难去欣赏景色的。当你的激素习惯于告诉你每分每秒都吃个不停时，你很难去思考除了食物之外的其他事情。当你的大脑无时无刻不在尖叫着让你吃东西的时候，你

---

* 拉什莫尔山俗称"总统雕像山"，公园内有四座高达 60 英尺（约合 18 米）的美国历史上著名的前总统雕像。而疯马巨石是距离拉什莫尔山 25 千米的另外一处未完成的雕像，为纪念印第安酋长而建造。

很难去欣赏你的小狗、你的丈夫、你的孩子、你的生活、你的一切。但现在我开始断食了，我发现我可以表现得好得多。生活和我以前想象中的不一样了，就在那次度假期间，我开始感觉到了一些不一样的东西。

这就是自由。

断食帮我学会欣赏很多我曾经以为理所当然的东西。我仍然喜欢吃东西，但现在我觉得，生活中还有很多其他美好的事物。断食将让你拥有更多自由的时间、更多可以随意支配的钱财。除了这些之外，它还将帮你带来摆脱困境、享受人生的自由。

让我们一起庆祝吧！

如何庆祝

以前，当我做成了什么事时，我只有一种庆祝方法——美食！蛋糕、香槟、牛排，还有油腻的烤土豆。你明白我的意思。当你做出改变、开始健康饮食并执行断食时，那么再用大吃大喝来庆祝每一次小小的胜利，显然已经行不通了。

你需要新的庆祝方式！

你会举行很多次庆祝活动。你需要庆贺自己实现了宏大的目标，但你也可以为自己一路走来所取得的小小成就庆祝一番。也许你的远大目标是减掉36千克，但你的中期目标是仰卧推举36千克重量。你的庆祝活动应该和你取得的成就相称。如果达到目标只需付出少许努力，那就小小地奖励自己一下。比如，在你首次完成24小时断食的那天晚上，你可以把控制权拿在自己手里。然而，如果你实现了需要不少时间和毅力才能实现的目标，那么你该大大地庆祝一番。比如，你可以用你最爱的乐队现场表演的门票来庆祝自己减掉了9千克。

实话实说，现在我还在继续用食物庆祝，但我找到了更好、更健康的庆祝方式。用吃喝来庆祝减肥似乎挺奇怪的，但在一次长时间断食之后，去一家豪华餐厅享用一大块三分熟的肋眼牛排和一份沙拉，还是有点酷的。

庆祝是一件大事，因为它能提醒你，你的起点是什么，你取得了什么成就。这样做能增强你的信心，让你更加坚定。我建议你和曾经支持你实现目标的人一起庆祝，作为对他们的感谢。把你因为断食而省下的钱存起来，存入银行账户中或放进真正的存钱罐中，作为庆祝的资金。至于你一周能存下 2 美元还是 200 美元并不重要。你可以看到，随着你越来越接近成功，你的储蓄也越来越多了，而你正变得越来越健康。

你如何庆祝，取决于你喜欢做什么事。但无论你买新衣服也好，好好泡个澡也好，还是给自己买花也好，做点什么来纪念你已经取得的成果吧。这是你应得的！

后记

伊芙·迈耶 ────────────────────────

　　我做过不止一次或两次肥胖外科手术，而是三次。是的，你没看错，三次。在我发现断食疗法之前，我没能通过节食减肥成功，因此我调查了一番。我发现大多数研究都表明，做肥胖外科手术能减轻体重。我拜访了很多医生，得到了家人和朋友们的支持，最终下定决心去做手术。2004 年，我做了第一次手术，然后我开始了耐心的等待，我想看看我的体重是否会直线下降。

　　开始的确如此。动手术也让我摆脱了药物，并缓解了多囊卵巢综合征的副作用，这使我顺利怀上了一个女儿。这是手术带来的好处，而且是一个大大的好处。但坏消息是，在手术后，没过多久，我减掉的体重全部又回来了。那种在我的一生中一直挥之不去的无情的饥饿感，在刚做完手术后有所减轻，后来也卷土重来了。换句话说，手术并没有修复我那"残破的"身体。而几年之后，当我发现了断食疗法时，才出现了这样的奇迹。

　　如果你正在考虑做肥胖外科手术，我劝你不仅要做必要的功课，还应该和做过这种手术的人好好聊聊。我希望我的经历能让你看到其利弊，并帮你判断对你来说什么才是正确的选择。

我的经历

我的第一次肥胖外科手术是胃束带手术。在这种手术中，医生会在你的胃的上部插入一条束带，束带的松紧是可以调节的。正常状态下，胃束带能让你更快地产生饱足感，并保持更长时间的饱足状态。这种手术是微创的，通常只需要在腹部开几道小口子。如果出现问题，也可以恢复原状。

在手术后的最初几个月中，我简直欣喜若狂。我只用了几个星期就康复了，而且手术的痛苦也是可忍受的。在手术后的 3 个月中，我不再那么频繁地感到饥饿了，我的体重从 136 千克左右下降到了 102 千克左右。

然而，在我第一次胃束带手术后的第 4 个月，饥饿感又卷土重来了。减肥的速度变慢了，而且在接下来的几个月中完全停滞不前了。随后我的体重开始慢慢上升。4 年后，我的体重稳定在了 104 千克左右。而我的目标是减到 84 千克，所以我失败了。

胃束带手术是有副作用的。如果我吃得太快——特别是吃膳食纤维丰富或干燥的食物（比如鸡胸肉或西蓝花），或吃得太多时，我会呕吐。如果束带被调得太紧，我也会呕吐。用了胃束带以后，夜间会变得非常难熬。因为，如果我在上床前 3 小时内进食，我会把吃下的晚餐吐出来。这条束带需要随着我体重的增减而进行调节，因为我的内脏也会随之收缩或增大。我发现很难找到束带的最佳松紧度。因此，随着时间的推移，我和很多人一样，开始根据束带安排饮食，而不是用它来控制饮食。

由于我的体重不再减轻反而开始增长，我向和我打交道的外科医生们咨询。他们建议我把束带取出来，改装一条改进过的新束带。于是我这样做了。2007 年，我做了第二次减肥外科手术，取出了原来的束带，换上了新的。和以前一样，我以为这将一劳永逸地解决我的饥饿问题。结果手术再一次神奇地奏效了！我的体重降到了 84 千克左右，我简直欣喜若狂。

但好景不长。我有整整两年保持在了 84 千克，随后我的体重就开始一路反弹，最后上升到了 102 千克。装上束带后，我的饮食比没用束带前更不健康了。为什么？因为我当时想的是：去吃东西，吃饱，不要生病。我吃加了很多蛋黄酱的汉堡包。我吃油腻的炸肉时，会尽量多加酱汁。我知道我在做出糟糕的选择，但我很饥饿，我想吃东西。

没错。在我做完新的胃束带手术后大约 3 个月，我和以前一样饥饿。唯一不同的是，现在我的胃变小了，会更快地装满食物。这意味着我得一天到晚地吃东西。

6 年过去了，我还在继续与不断上升的体重做斗争。我对食物的痴迷让我成了自己的囚徒，因此我开始考虑做第三次减肥外科手术。我曾考虑做胃旁路手术，这是一种把胃分隔开、使消化食物的那一部分胃变小的手术。这是一种复杂的大手术，因此我没有选择它，而是选择了胃袖状切除术，并将我的胃束带取出。这种手术相对简单一些，它会把胃变窄一些、使其呈圆筒状。胃袖状切除术通常只需开几道小口子就能完成，并且只需要几周的休息时间。它是不可调节的，因此不会遇到胃束带手术带来的那些问题，这点让我高兴。和胃束带手术不同的是，胃袖状切除术是不可逆的。但我已经打定了主意，我要一劳永逸地解决我的饥饿问题。

总而言之，我做胃袖状切除术的体验还算不错。医生很专业、很和气，我没有受太多苦。没过几个星期，我就完全恢复了。在起初的几个月中，我的饥饿感大大减轻了，体重也降到了 91 千克以下。但大约 3 个月后，那种持续的饥饿感又回来了。当然，我高兴地发现，现在我能吃更多的高纤维食物和更健康的食物了。但我仍然感到饥肠辘辘，这让我崩溃。

在写这本书时，我已经做胃袖状切除术约 7 年了。和胃束带手术相比，胃袖状切除术对我来说有效得多。但事实上，这三次减肥外科手术都没有修复我的身体或心灵。如果我能进入时光机中，回到 15 年前，我不会去承受做手术的风险，也不会花钱去做那些手术并忍受手术的痛苦。对我来说断食就是终极的解决方案，如果你在考虑肥胖外科手术，我劝你还是先试试断食疗法。

冯子新博士 ————————————

人们常说，肥胖外科手术是唯一经过科学验证的长期减肥方法，但我发现这一方法充斥着各种问题。

第一个问题是，从长远来看，这一方法并非总是奏效的。克利夫兰医学中心声称，胃旁路手术存在需要做后续手术以消除并发症的风险；大约三分之一的患者会患上胆结石；近 30% 的患者会出现营养不良。至于胃束带手术，他们宣称，他们的大多数患者至少会出现一种严重的副作用，包括肠梗阻、脱发、流血、血液凝块等。

我自己关于肥胖手术的临床经验也说明了同样的问题。在我的客户中，几乎所有做了胃束带手术的人，都已经将束带取出来了。我的一个做过胃旁路手术的客户，需要反复做外科手术。由于她的胃不断结疤，她持续不断地感到恶心，这还会导致呕吐。到目前为止，我还没有见到过哪个人通过外科手术实现了具有临床意义的体重下降。

相关的数据也支持这一点。因为从长远来看，手术的成功率很低。即便是效果最好的胃旁路手术，患者体重反弹的风险也会随着时间推移而上升。对于那些做了肥胖外科手术 10 年以上的人来说，体重反弹率高达 35%。

问题并不在于我们需要更精良的手术水平，而在于我们需要改变整个减肥文化。医学界沉陷在"热量摄入 – 消耗"的减肥哲学中而无法自拔，当这一套失败（这是不可避免地）时，医生们竟然采用了极端、残酷的方式，通过伤害正常的人体来达到让患者减肥的目的。在我看来，这代表着承认失败，而且这显然不是良医之道。医生应该阻止患者去动手术，而不是赞同动手术，不是吗？

万幸的是，肥胖外科手术成功率低这个问题，似乎在随着手术例数的增加而暴露出来。1999 年，几乎没什么人听说过肥胖外科手术，每 10 万人中只有 6.9 例这样的手术。在短短 5 年后，手术人数上升了十多倍，达到了每 10 万人 71.06 例。

于是一件滑稽的事情发生了。

2003 年后，肥胖外科手术量几乎停止增长了。2009 年，手术率达到了每 10 万人 71.26 例的峰值，之后就开始了不可阻挡的缓慢下滑。原因何在？原因非常清楚。肥胖外科手术并不怎么奏效。那些做过这种手术的人，会明确警告他们的朋友们别做这种手术。消息已经传开了，肥胖外科手术不好。自那时起，肥胖外科手术率就开始缓慢下跌了。

我常常会想起一个名叫帕米拉的客户。我们第一次见面时，她有 153 千克重。帕米拉并没有患上一些和肥胖相关的疾病，比如高血压、2 型糖尿病或脂肪肝。但她出现了哮喘、关节疼痛、抑郁、精神不振、月经不调。她发誓要减肥，并给自己定下了减掉 60 千克的目标。她的医生说，如果她在 6 个月后体重不再下降，那么他们就该谈谈肥胖外科手术了。

可她告诉自己，永远不会走上那条路。

与此相反，她戒掉了饮食中的精制糖，大幅减少了碳水化合物的摄入，并注意多吃健康的脂肪，而且还开始践行间歇性断食。在改变生活方式和饮食后的 1 年零 26 天后，她实现了自己的目标。当时她的体重为 90 千克，腰围小了 58 厘米。现在，帕米拉每周断食 3 次，每次 42 小时，而且还常常延长断食时间。她有无穷的精力。她决定继续减重，直到减到 68 千克。最棒的是，她做到了这一切，却没有挨刀子！

帕米拉成功了，而成千上万做了肥胖外科手术的患者却惨遭失败。断食的长远效果已得到了证实，是时候考虑考虑断食了。是时候让断食成为主流，得到医生们和医学机构的推崇、得到人们的认可了——断食就是最简单的成功减重、获得健康的方法。如果你超重或正在忍受一些慢性疾患的折磨，我劝你不妨尝试一下断食疗法。

ACKNOWLEDGMENTS

致谢

伊芙·迈耶 ————————————————————

　　我想向我亲爱的朋友苏珊娜·斯洛尼姆博士表达我最深切的谢意，是你率先将冯博士的著作推荐给我。感谢你们，冯子新博士和梅根·拉莫斯——我的断食权威，感谢你们和我一起合写这本书。

　　感谢我的丈夫列维·萨奥布里，我的人生伴侣、我的断食伙伴。在我因为没有更早发现断食疗法而哭泣的那些日子，感谢你抱着我、安慰我。列维，感谢你支持我的梦想——通过 fastinglane.com 帮助别人。感谢我的朋友和队友，fastinglane.com 的布里奇特·哈代，感谢你一头扎入断食疗法中，并超越了我取得的成绩。我也打心底里感谢你，我的女儿卢娜。你才 13 岁，就学会了如何根据我的经验来改变自己的饮食，让自己更加健康。我再也不强迫卢娜在她不饿时吃早饭了，对此卢娜永远心怀感激。感谢我的父母盖伊·迈耶和瑞加纳·迈耶。当他们听说我打算连续 10 天不吃东西时，简直吓坏了，但随后他们就展现出了开明的态度，谢谢你们。我的父母目睹我体验断食生活，他们向我提了一些问题，还给了我许多支持，并为了健康而改变了自己的饮食习惯。

　　感谢我们的代理商里克·布罗德黑德，感谢他为了本书不知疲倦地工作。

感谢才华横溢的莎拉·杜兰德，是你让这本书变得更棒！

感谢哈珀·柯林斯公司支持本书并将本书送到那么多人的手上，让他们能够拥有更长久、更充实的人生。

梅根·拉莫斯

如果没有冯子新博士的辛勤工作和奉献，那么这本书就不会问世。他无畏地反对当前的医学护理标准，为了给予患者最佳的治疗而战。不仅如此，他还救了我的命。在我很年轻时，我就被诊断为 2 型糖尿病患者，我在快速走向早亡。而现在的我健康、强壮。哪怕别人说断食是疯狂的，冯博士仍然继续宣传断食的功效。他花了无数时间进行研究，以尽可能旁征博引地提供最可靠合理的科学解释。他为我拨开了阻挡我视线的甜食迷雾。正因为他这样的奉献，我才能将我生命中的每一天都用在帮助人们掌控自己的健康、战胜慢性疾病上，否则他们就会死于这些慢些疾病。

在和来自世界各地的成千上万名患者打过交道后，我明白了一件事：人们需要知道，在这方面他们并不是孤独的。伊芙·迈耶在本书中无私、透明地分享了她那令人难以置信的经历，填补了这方面的空白。我希望，我在我们诊所里遇到的每一个人，都能来听听她的故事。她那了不起的经历、她的热情和在这个过程中展现出来的魅力，让我叹为观止。不仅如此，她也成了我的领路人、我最好的朋友。

我想感谢我们的团队：里克·布罗德黑德、莎拉·杜兰德，还有我们了不起的编辑朱莉·威尔，感谢你们精心制作本书，并将它献给成千上万需要听听伊芙的故事的人。我希望有朝一日他们会发现，他们帮助我们拯救了多少生命。

感谢无数通过"强化饮食管理"（Intensive Dietary Management）和"断食疗法"（The Fasting Method）来和我一起努力的人。感谢你们信任我，让我帮助你们。感谢你们给我学习的机会，让我能去帮助更多的人。感谢你们让我的每一个工作日都不再枯燥。

感谢本书的读者，你们还没有放弃自己。你们是我的英雄。对自己的身体感到满意是你们应得的。

最后也同样重要的是，我想感谢我了不起的丈夫安杰尔，感谢你加入我的这一狂野之旅。我无法计算，为了让我安心写作本书，他做了多少次晚饭，做了多少家务。他就是我的主心骨。

冯子新博士

我想向我的合著者伊芙·迈耶和梅根·拉莫斯表达我最深切的感谢，感谢她们让本书问世。

关于哈珀·柯林斯出版公司方面，特别感谢我的编辑朱莉·威尔，还有哈利·斯旺森和艾玛·库珀的得力协助。同样感谢安德里亚·奎恩、布莱恩·佩兰、叶莲娜·内斯比特、大卫·科拉和邦尼·利昂 - 伯曼。

断食术语表

5:2 节食（5:2 DIET）：每周 5 天进食，其余 2 天断食。

16/8：16 小时断食，搭配 8 小时的进食窗口时间。

20/4：20 小时断食，搭配 4 小时的进食窗口时间。

24：断食 24 小时。

醋酸（ACETIC ACID）：醋除了水之外的主要成分。它使醋具有刺鼻的气味和酸味。醋可以用来抑制食欲，减慢含淀粉的精制碳水化合物的消化过程，从而缓和碳水化合物被消化时出现的血糖飙升。醋还能降低淀粉酶的活性，迫使胰脏分泌淀粉酶，并减缓小肠中的消化过程。

隔日断食（ALTERNATE-DAY FASTING, ADF）：隔日断食指的是第一天断食，下一天进食，并重复这一模式。

氨基酸（AMINO ACIDS）：形成蛋白质的有机化合物。当氨基酸在消化过程中被分解后，肝脏会重新合成氨基酸，以制造新的细胞蛋白，如血液细胞、骨骼、肌肉、结缔组织、皮肤等。

细胞凋亡（APOPTOSIS）：多细胞生物中一种程序化的细胞死亡形式。

苹果醋（APPLE CIDER VINEGAR, ACV）：苹果醋有悠久的历史，它被看作一种家庭疗法，用来治疗多种疾病。它被认为具有调节血糖、促进消化的功效。

细胞自噬（AUTOPHAGY）：这是一种人体在没有足够能量去维持所有残损老旧细胞部件（细胞器、蛋白质、细胞膜）的时候，将它们除去的机制。降解和回收细胞成分是一个规范的、有序的过程。在大约断食 24 小时后，就会出现细胞自噬现象。

血糖（BLOOD GLUCOSE, BG）：血糖是通过胰岛素被细胞吸收以供给所有主要人体组织和大脑的糖。唯一不需要血糖供给的人体组织是肝脏。多余的血糖会被储存在肝脏中，并转化为脂肪。

骨头汤（BONE BROTH）：将动物的骨头和蔬菜、香草、香料放在一起炖几小时所制成的肉汤。它能在断食期间为人体提供营养。

防弹咖啡（BULLETPROOF COFFEE, BPC）：由咖啡和黄油、中链甘油三酯混合而成，旨在给咖啡增添额外的脂肪，以补充营养。

热量摄入 – 消耗（CALORIES IN-CALORIES OUT, CICO）：一种认为 "摄入热量" 减去 "消耗热量" 就等于储存脂肪或消耗脂肪（逆差）的被人们普遍接受的观念。

奇亚籽（CHIA SEEDS）：一种不会被分解成糖原的优质纤维来源。摄入它还能使人的饱腹感持续更长时间。

干断食（DRY FASTING）：长时间不吃不喝的断食方法。这种类型的断食会导致人体轻度脱水，因而不推荐这种方法。

电解质（ELECTROLYTES）：血液中的某些矿物质，包括钠、氯、钾、钙、镁和磷。在断食期间，你的电解质水平可能会降低。

赤藓糖醇（ERYTHRITOL）：一种糖醇，由发酵的玉米或玉米淀粉制成。天然的赤藓糖醇少量存在于葡萄、甜瓜和蘑菇中。肠道只能消化和吸收这种物质的一部分，这会导致一些人出现胃肠不适。它被认为是一种低碳的代糖物质。

深度断食（EXTENDED FASTING, EF）：深度断食指的是超过 72 小时（3 天）的断食。

脂肪适应（FAT ADAPTED）：指你的身体转变成燃烧脂肪提供能量而不是消耗葡萄糖的状态。

享受美食（FEASTING）：断食的对立面。你进食的那些日子的行为。

胃饥饿素（GHRELIN）：刺激食欲的饥饿激素。

葡萄糖耐量试验（GLUCOSE TOLERANCE TEST, GTT）：识别一个人的身体在餐后如何处理葡萄糖（糖）的试验。这是一种需要在断食至少 8 小时后进行的口腔测试。

糖原合成（GLYCOGENESIS）：在肝脏中生成糖原的过程。胰岛素是糖原生成过程中的主要刺激物。

饿怒症（HANGRY）：肚子饿到让人生气、发怒的地步。

HC/HWC：重奶油 / 鲜奶油。

高密度脂蛋白（HIGH-DENSITY LIPOPROTEIN, HDL）：胆固醇水平的测量指标，常被称为"有益胆固醇"。

甲状腺功能减退（HYPOTHYROIDISM）：由甲状腺激素缺乏而导致的代谢衰退。

炎症（INFLAMMATION）：一种身体的部分区域发红、肿胀、发烫，并往往伴随疼痛的状况。

胰岛素抵抗（INSULIN RESISTANCE）：细胞不再对胰岛素做出反应，且正常数量的胰岛素无法将葡萄糖在细胞间运送，导致一些细胞中葡萄糖堆积。为了补救这种状况，人体不得不生成更多的胰岛素，导致胰岛素水平居高不下，从而阻碍了脂肪燃烧。如果你的空腹血糖为 5.7，并且你的胰岛素水平也很高、超过 12μU/ml，那么你就出现了胰岛素抵抗，并正在成为 2 型糖尿病患者。如果你的血糖为 5.7，但你的空腹胰岛素在 9μU/ml 以下，那么你对胰岛素敏感，可能由于低碳水化合物饮食而处于葡萄糖拒绝模式。

间歇性断食（INTERMITTENT FASTING, IF）：在一段受限的时间中饮食，然后在更长的一段时间中不摄入食物，如此循环。间歇性断食的重点是什么时候吃，而不是吃什么。

酮的 / 生酮的（KETO/KETOGENIC）：选择摄入比例为 75% 脂肪、20% 蛋白质和 5% 碳水化合物的饮食，会使人体进入一种生酮状态。生酮饮食是一种非常低碳的饮食，可能只摄入 20 克的碳水化合物甚至更少。人体将其能量供应模式切换到燃烧脂肪模式。胰岛素水平显著下降，而脂肪燃烧大幅提高。

酮类物质（KETONE）：当人体燃烧脂肪时，肝脏产生的一种替代性的燃料源。在血糖偏低时，酮类物质会为大脑提供能量。在人体摄入少量的碳水化合物、适量的蛋白质和大量的脂肪后，就会形成酮类物质。

酮态（KETOSIS）：人体形成酮类物质时所进入的一种代谢状态。

瘦素（LEPTIN）：一种会被运送到大脑中并发出饱足信号的激素。在进入大脑中后，瘦素会降低食欲，促使我们停止进食，并降低胰岛素水平。

低碳高脂（LOW CARB HIGH FAT, LCHF）：一种低碳水化合物、高脂肪的饮食。

宏量营养素（MACRONUTRIENT, MACROS）：指的是蛋白质、脂肪和碳水化合物这三种人类饮食成分。

中链甘油三酯油（MCT OIL）：提取自原始脂肪状态的椰子油和棕榈仁油的中链甘油三酯。

代谢综合征（METABOLIC SYNDROME）：胰岛素抵抗（前驱糖尿病）会导致一系列并发症状，包括高血压、高血糖、腰部脂肪过多、胆固醇或甘油三酯水平异常。

二甲双胍（METFORMIN）：一种治疗 2 型糖尿病的常用降血糖药物。

罗汉果甜味剂（MONK FRUIT SWEETENER）：一种相对较新颖的代糖，它来自一种生长在东南亚的绿色圆果。这种果实含有一种叫作"罗汉果甜苷"的无热量化合物，这种化合物具有浓郁的甜味。它被认为是一种低碳的代糖。

净碳水化合物（NET CARBS）：碳水化合物总量减去纤维和糖醇的克数。

无法用秤衡量的胜利（NON-SCALE VICTORY, NSV）：不表现为体重秤上的数字的减肥成果（比如，能穿上较小的衣服或能跑 1.6 千米）。

一日一餐（ONE MEAL A DAY, OMAD）：一天只吃一餐的断食方式。

阶段性断食（PERIODIC FASTING）：间歇性断食的别称。

多囊卵巢综合征（POLYCYSTIC OVARY SYNDROME, PCOS）：是全球最常见的一种生殖系统疾病，这是一种激素失调，它会导致卵巢增大、外缘出现多个小囊肿。这种疾病影响了 8% ～ 20% 的育龄妇女。

标准美国饮食（STANDARD AMERICAN DIET, SAD）：是一种基于食物金字塔理论和二十世纪七八十年代的若干研究而提出的饮食标准，这一饮食标准参考了大多数美国人的饮食。其建议是一日至少吃三餐，且人体摄取的绝大多数热量和营养成分应来自精制碳水化合物。这一美国饮食标准导致了大范围的肥胖、高血压、心脏病和糖尿病。

甜菊苷（STEVIA）：一种由甜叶菊叶片制成的低热量甜味剂。在美国，这种活性的甜味化合物被提取并加工成液体或粉末。

严格的生酮饮食（STRICT KETO）：完全遵照生酮饮食方式，具体包括不摄入糖、谷物、多淀粉的蔬菜和加工食物，并将每日的碳水化合物摄入量控制在 20 克或 20 克以下，食用含天然蛋白质的食物。

限时进食法（TIME-RESTRICTED FEEDING）：有意识地在进食和断食之间循环，重点关注什么时候进食，而不是吃了什么。这也称为"间歇性断食"。

每日总能量消耗（TOTAL DAILY ENERGY EXPENDITURE, TDEE）：人体每天消耗的总热量。

2 型糖尿病（TYPE 2 DIABETES）：一种体内胰岛素水平很高且出现胰岛素抵抗的状态。患者的血糖升高，不允许胰岛素发挥其效用。它不同于 1 型糖尿病，两者的区别在于 2 型糖尿病患者的体内还能分泌胰岛素。

清水断食法（WATER FAST）：一种只靠水分支撑的断食方法。

进食方式（WAY OF EATING, WOE）：描述一个人吃什么食物、何时吃、如何吃。

SOURCES
参考文献

第1章：断食的科学

1. CALLE E E, RODRIGUEZ C, WALKER-THURMOND K, et al. Overweight, Obesity, and Mortality from Cancer in a Prospectively Studied Cohort of U.S. Adults[J]. New England Journal of Medicine, 2003, 348(17):1625–1638.

2. GREEN M W, ELLIMAN N A, ROGERS P J. Lack of Effect of Short-Term Fasting on Cognitive Function[J]. Journal of Psychiatric Research, 1995, 29(3): 245–253.

3. LIEBERMAN H R, CARUSO C M, NIRO P J, et al. A Double-Blind, Placebo-Controlled Test of 2 d of Calorie Deprivation: Effects on Cognition, Activity, Sleep, and Interstitial Glucose Concentrations[J]. American Journal of Clinical Nutrition, 2008, 88(3), 667–676.

4. NASSOUR J, RADFORD R, CORREIA A, et al. Autophagic Cell Death Restricts Chromosomal Instability during Replicative Crisis[J]. Nature, 2019,565(7741): 659–663.

5. SINGH R, LAKHANPAL D, KUMAR S, et al. Late-Onset Intermittent Fasting Dietary Restriction as a Potential Intervention to Retard Age-Associated Brain Function Impairments in Male Rats[J]. Age, 2012, 34(4), 917–933.

第2章：断食让你健康，更让你快乐

1. JUDGE T A, CABLE D M. When It Comes to Pay, Do the Thin Win?: The Effect of Weight on Pay for Men and Women[J]. Journal of Applied Psychology, 2011, 96(1): 95–112.

2. ROEHLING P V, ROEHLING M V, VANDLEN J D, et al. Weight Discrimination and the Glass Ceiling Effect among Top US CEOs[J]. Equal Opportunities Int, 2009, 28(2): 179–196.

3. ROEHLING M V. Weight-Based Discrimination in Employment: Psychological and Legal Aspects[J]. Personnel Psychology, 2010, 52(4): 969–1016.

4. WATKINS E, SERPELL L. The Psychological Effects of Short-Term Fasting in Healthy Women[J]. Frontiers in Nutrition, 2016, 3:27.

第3章：无法控制的食欲，是激素在作怪

1. ESPELUND U, HANSEN T K, HΦJLUNDK, et al. Fasting Unmasks a Strong Inverse Association between Ghrelin and Cortisol in Serum: Studies in Obese and Normal-Weight Subjects[J]. Journal of Clinical Endocrinology Metabolism, 2005, 90(2): 741–746.

2. NATALUCCI G, RIEDL S, GLE ISS A, et al. Spontaneous 24-h Ghrelin Secretion Pattern in Fasting Subjects: Maintenance of a Meal-Related Pattern[J]. European Journal of Endocrinology, 2005, 152(6): 845–850.

第5章：断食时，哪些食物可以吃？哪些不能吃？

1. YAMAGISHI K, ISO H, YATSUYA H, et al. Dietary Intake of Saturated Fatty Acids and Mortality from Cardiovascular Disease in Japanese: The Japan Collaborative Cohort Study for Evaluation of Cancer Risk（JACC）Study[J]." American Journal of Clinical Nutrition, 2010, 92(4): 759–765.

2. MOZAFFARIAN D, RIMM E B, HERRINGTON D M. Dietary Fats, Carbohydrate, and Progression of Coronary Atherosclerosis in Postmenopausal Women[J]. American Journal of Clinical Nutrition, 2004, 80(5): 1175–1184.

3. SCHULTE E M, AVENA N M, GEARHARDT A N. Which Foods May Be Addictive? The Roles of Processing, Fat Content, and Glycemic Load[J]. PLoS ONE, 2015, 10(2): e0117959.

第8章：处理有碍断食的东西，让家人们都加入

1. HO K Y, VELDHUIS J D, JOHNSON M L, et al. Fasting Enhances Growth Hormone Secretion and Amplifies the Complex Rhythms of Growth Hormone Secretion in Man[J]. Journal of Clinical Investigation, 1988, 81(4): 968–975.

后记

1. CHRISTOU N V, LOOK D, MACLEAN L D. Weight Gain After Short-and Long-Limb Gastric Bypass in Patients Followed for Longer Than 10 Years[J]. Annals of Surgery, 2006, 244(5): 734–740.

2. JOHNSON E E, SIMPSON A N, HARVEY J B, et al. Bariatric Surgery Implementation Trends in the USA from 2002 to 2012[J]. Implementation Science, 2016, 11:21.

3. SMOOT T M, XU P, HILSENRATHP, et al. Gastric Bypass Surgery in the United States, 1998– 2002[J]. American Journal of Public Health, 2006, 96(7): 1187–1189.

作者简介

冯子新，博士（JASON FUNG, MD），1973 年出生，曾在洛杉矶和多伦多接受肾病专科医生培训。他创建了"断食疗法"（The Fasting Method, www.thefastingmethod.com），重点关注低碳饮食和间歇性断食，并提供有关减轻体重、控制血糖的建议，这些建议都是有据可查的。显然，传统医疗手段耽误了不少患者。尽管许多现代慢性疾病都和饮食、肥胖有关，但医学治疗手段仍然以服用药物和外科手术为主。如果你没有从根本原因入手，病情永远不会好转。饮食导致的问题需要通过饮食解决。冯博士著有《肥胖代码》（*The Obesity Code*）、《轻断食完整指南》（*The Complete Guide to Fasting*）、《糖尿病救星》（*The Diabetes Code*）。他也是《胰岛素抵抗期刊》（*The Journal of Insulin Resistance*）的科学编辑，他还是非营利机构加拿大公共卫生合作组织（Public Health Collaboration, Canada）的常务理事，这是一个致力于宣传合理营养信息的国际组织。

伊芙·迈耶（EVE MAYER）是一位作家、演讲家、幽默作者和企业家。她定居于德克萨斯州的卡罗敦，和她的丈夫利维、女儿卢娜和小狗霍利生活在一起。伊芙著有《CEO 的社交媒体》（*Social Media for the CEO*）、《社交媒体商业等式》（*The Social Media Business Equation*）、《好女孩指南》（*Get it Girl guide*）。伊芙是一名企业顾问，专攻市场营销与企业文化的交叉领域，致力于帮助企业创建更优的核心价值、诚实营销并拥抱多元化。在她的整个成年生活中，她一直在为克服肥胖、改善健康而苦苦作战。尽管在她人生的大多数领域里，她都体验到了成功的感觉，但她却无法掌控自己的身体和健康，这给她带来了深深的耻辱感。在

24 年的时间中，她曾先后尝试过节食减肥、心理治疗、惩罚性运动、3 次肥胖外科手术。后来，伊芙通过间歇性断食和低碳饮食的结合，找到了持久的健康之道。伊芙曾经在冯子新·冯博士和梅根·拉莫斯的指导下，连续断食 10 天。她公开了这一经历，将断食期间真正发生的一切快乐、痛苦、搞笑的事都分享出来。在 fastinglane.com 上，她以这种毫无掩饰的态度、肆无忌惮的幽默感鼓舞了许多人，使他们也找到了自己的健康和活力。

梅根·拉莫斯（MEGAN RAMOS）是一位加拿大临床研究员，也是疗病性断食和低碳饮食方面的专家。她已指导过全球 14 000 多人。她热衷于通过断食、饮食和改变生活方式来克服自己的健康障碍，并与人共同创建了"强化饮食管理"（Intensive Dietary Management）和"断食疗法"（The Fasting Method）。她致力于为那些盼望再度掌控自己健康的人提供教育和支持。梅根和她的丈夫、两只灵缇犬定居于加拿大多伦多。她是非营利机构加拿大公共卫生合作组织（Public Health Collaboration Canada）的理事，并在《胰岛素抵抗期刊》（*The Journal of Insulin Resistance*）的编辑委员会工作。